AF888748

Por Qué Estás Cansado, Con Sobrepeso y Con Neblina Mental

(Y Qué Hacer al Respecto)

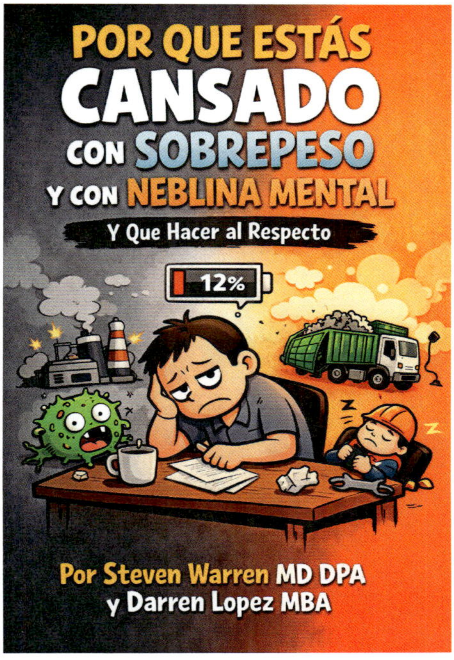

por

Steven Warren, MD, DPA y Darren Lopez, MBA

Una Nota Antes de Empezar

Este libro es la versión simple. Hay un libro más grande que se llama *El Chip Viviente* que va profundo en la ciencia. Está escrito para médicos y lectores serios de ciencia. Este no es ese libro. Este libro es para todos los demás. Para la persona que está cansada y no sabe por qué. Para la persona cuyo médico le dice *estás bien* pero que no se siente bien. Todo lo que hay aquí está basado en ciencia real. Solo quité las partes que te hacen cerrar los ojos y las reemplacé con caricaturas.

— Dr. Steve

Cómo Leer Este Libro

• Léelo en orden. Cada capítulo se construye sobre el anterior.

• Mira las caricaturas — enseñan los conceptos.

• Lee el recuadro de *La Versión Simple* al final de cada capítulo.

• Haz el Reinicio de 90 Días en el Capítulo 10.

Tabla de Contenidos

Capítulo 1

Eres una Computadora (No, En Serio)

Tu cuerpo tiene 37 billones de pequeñas computadoras adentro. Y la mayoría de ellas están con la batería al mínimo.

No es broma. Cada célula de tu cuerpo funciona como una pequeña computadora. Recibe información. La procesa. Manda señales. Construye cosas, destruye cosas, y se repara a sí misma. Igual que una computadora, necesita energía para hacer todo eso.

Esa energía viene de unas máquinas diminutas dentro de tus células llamadas mitocondrias. Piensa en ellas como las plantas de energía de tu cuerpo.

Tienes miles de estas plantas de energía en cada célula. Las células de tu corazón tienen unas 5,000 cada una, porque el corazón no para nunca. Las células de tu cerebro tienen unas 2,000 cada una, porque pensar consume muchísima energía. Hasta las células de grasa tienen mitocondrias — necesitan energía para quemar esa grasa.

Aquí está el problema.

Esas plantas de energía se envejecen. Se oxidan. Se van ralentizando. Y cuando se ralentizan, todo lo demás en tu cuerpo se ralentiza también.

Tu cerebro se llena de neblina. Tu energía se desploma después del almuerzo. Tu barriga acumula más grasa. Tu sistema inmune se vuelve flojo. Tu ánimo cae. Te duelen las articulaciones. Tu sueño empeora.

La mayoría de la gente va al médico y dice: "Estoy cansado todo el tiempo." El médico pide unos análisis de sangre. Todo sale "normal." El médico dice: "Estás bien."

Pero no estás bien. Estás funcionando al 60% de tu capacidad y nadie revisó las plantas de energía.

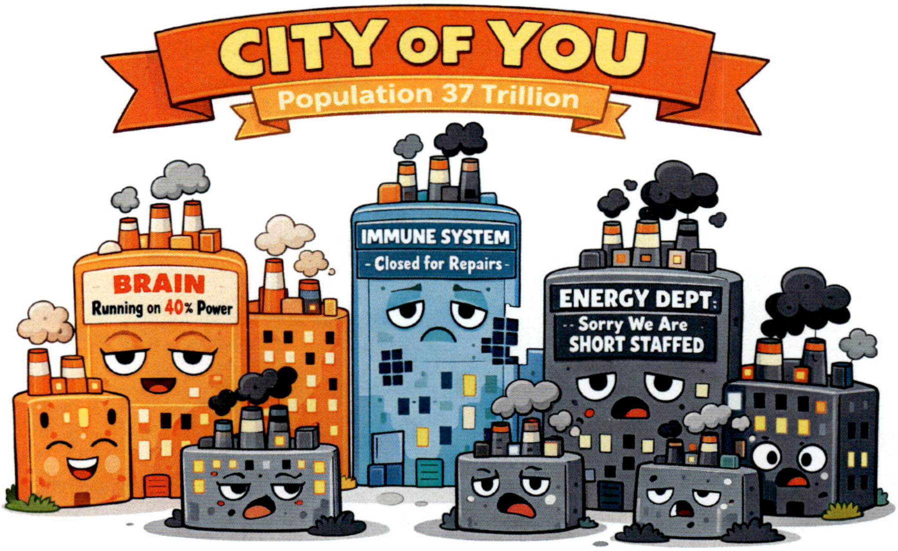

Imagínate así. Tu cuerpo es una ciudad. Una ciudad grande y ocupada con millones de edificios. Cada edificio es una célula. Dentro de cada edificio hay un generador que mantiene las luces encendidas, la calefacción funcionando y las computadoras activas.

Ahora imagina que la mitad de esos generadores son viejos, están echando humo y se están quedando sin combustible. Las luces empiezan a parpadear. La calefacción va y viene. Las computadoras se apagan a media tarde.

¿Qué pasa? La gente en la ciudad empieza a quejarse. "Hace frío." "El internet está lentísimo." "Nada funciona." Alguien llama al alcalde y le dice: "Esta ciudad se está cayendo a pedazos."

Pero nadie revisa los generadores.

Eso es exactamente lo que está pasando en tu cuerpo ahora mismo. Tus células son los edificios. Tus mitocondrias son los generadores. Y nadie — ni tu médico, ni tu entrenador, ni la etiqueta de tu multivitamínico — está verificando si los generadores están funcionando bien.

Lo Que Producen Tus Plantas de Energía

Cada vez que tus mitocondrias hacen su trabajo, producen algo llamado ATP. Piensa en el ATP como el dinero energético de tu cuerpo. Todo lo que hace tu cuerpo tiene un costo en ATP.

- Que tu corazón lata: cuesta ATP.
- Que parpadees: cuesta ATP.
- Que tengas un pensamiento: cuesta ATP.
- Que digiras el almuerzo: cuesta ATP.
- Que te defiendas de un resfriado: cuesta ATP.
- Que quemes la grasa de la barriga: cuesta ATP.

Produces y gastas alrededor de 40 kilos de ATP todos los días. No es un error de tipeo — cuarenta kilos. Tu cuerpo lo fabrica y lo usa así de rápido.

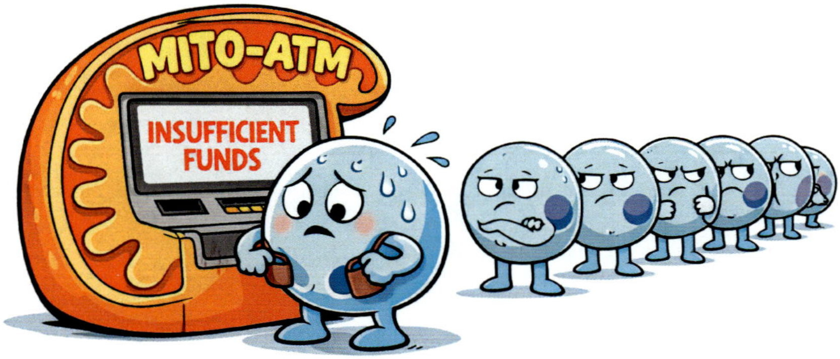

Every blink every heartbeat every thought costs ATP.
What happens when you run out?

Cuando tus plantas de energía están funcionando bien, produces de sobra. Te sientes alerta, fuerte y con energía. Cuando no están bien, te quedas corto. Y quedarte corto de ATP no es como quedarte sin gasolina, donde recibes una señal de advertencia y ya. Es más como un apagón parcial — todo funciona, pero peor.

Puedes pensar, pero no con claridad. Puedes hacer ejercicio, pero te agota. Puedes combatir un resfriado, pero en vez de tres días te toma dos semanas. Puedes quemar grasa, pero tu cuerpo prefiere guardarla.

Este es el estado en el que anda la mayoría de los adultos. No están enfermos. Solo están bajos de energía.

El Problema con la Consulta Médica

Aquí está la verdad sobre tu médico. Es muy bueno en un trabajo específico. Ese trabajo es encontrar si algo salió muy, muy mal.

Tu chequeo anual es básicamente una revisión para asegurarse de que todavía no colapsaste. ¿Presión arterial? Bien. ¿Colesterol? Bien. ¿Azúcar en sangre? Bien. El médico mira los resultados, asiente con la cabeza y dice esas palabras mágicas: "Todo se ve normal."

Y tú piensas: "Entonces, ¿por qué siento que soy un celular con 12% de batería desde el martes?"

Porque los análisis que pide tu médico no están revisando las plantas de energía. Están revisando las paredes del edificio. Se ven bien. Mientras tanto, en el sótano, cada generador está fallando.

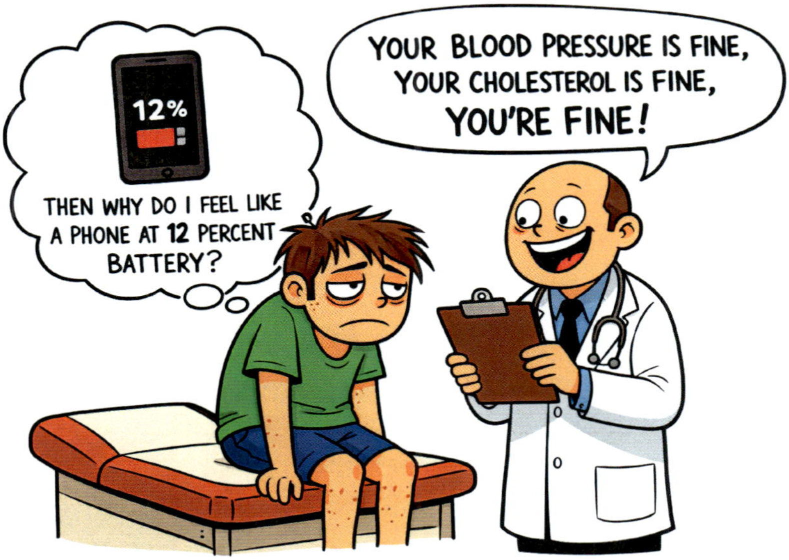

Esto no es culpa de tu médico. Los médicos están entrenados para encontrar enfermedades. Pero lo que tienes tú no es una enfermedad. Es un problema de rendimiento. Y nadie en la medicina está realmente entrenado para buscar eso.

Para eso existe este libro.

Lo Que Este Libro Te Va a Enseñar

Este libro te va a enseñar tres cosas:

- **Por qué tus plantas de energía están batallando.** (No es solo el envejecimiento. Les faltan piezas.)
- **Cómo repararlas — en el orden correcto.** (Hay un sistema. Se llama UCOS.)
- **Qué pasa cuando lo haces.** (En 90 días te vas a sentir como una persona diferente.)

No se necesita título de médico. No hay dietas complicadas. No se requiere equipo costoso. Solo una comprensión de cómo funciona tu cuerpo en realidad — explicada de una manera que tiene sentido — y un plan sencillo para darle a tus 37 billones de pequeñas computadoras lo que les ha estado faltando.

Empecemos.

La Versión Simple:

- Tu cuerpo está formado por 37 billones de células. Cada una es una pequeña computadora.
- Cada célula tiene plantas de energía llamadas mitocondrias. Ellas producen toda tu energía.
- Cuando las plantas de energía se ralentizan, todo se ralentiza: el cerebro, la energía, el ánimo, el peso, el sistema inmune.
- Tu médico verifica si estás enfermo. Nadie verifica si tus plantas de energía están funcionando bien. Este libro te enseña cómo revisarlas — y cómo repararlas.

Capítulo 2

Tus Plantas de Energía Están Oxidadas

Nadie maneja un carro durante 40 años sin cambiarle el aceite y después dice: "Supongo que los carros nomás se van poniendo lentos." Pero eso es exactamente lo que hacemos con nuestro cuerpo.

Tus mitocondrias — tus plantas de energía — no se rompen de golpe. No te mandan una luz de advertencia. Simplemente se van deteriorando en silencio. Un poco más lentas cada año. Un poco menos eficientes cada década. Y como pasa tan despacio, tú te vas adaptando. Tomas más café. Te acuestas más temprano. Te dices a ti mismo que así se siente envejecer.

Pero no es eso. Así se siente quedarte sin las cosas que tus plantas de energía necesitan.

Aquí la buena noticia. Un motor de carro necesita cosas específicas para funcionar: aceite, anticongelante, bujías, gasolina y aire limpio. Si le falta cualquiera de esas, el motor falla. Pero si se las pones de vuelta, el motor vuelve a funcionar bien.

Tus plantas de energía funcionan igual.

Las 5 Cosas Que Necesitan Tus Plantas de Energía

Piensa en tus mitocondrias como un motor de carro. Necesitan cinco cosas para funcionar bien.

1. Combustible (lo que comes)

Tus mitocondrias queman glucosa y grasa como combustible. Sin comida, sin combustible — eso está claro. Pero aquí está el truco: la comida equivocada le tapa el motor. Los ultra-procesados son como echarle gasolina de mala calidad a un carro de lujo. Técnicamente arde, pero no arde limpio. Más sobre eso en el Capítulo 7.

2. Bujías (CoQ10)

El CoQ10 — pronúncialo "cu-diez" — es una molécula que tus mitocondrias necesitan para generar energía a partir del combustible. Piensa en él como las bujías de tu motor. Sin bujías, puedes tener el tanque lleno de gasolina y el motor igual no prende bien.

Aquí hay algo que nadie te dice. Tu cuerpo produce CoQ10 por sí solo. Pero la producción baja con la edad. Y si tomas un medicamento para el colesterol llamado estatina, baja todavía más rápido. Las estatinas bloquean la misma ruta que tu cuerpo usa para hacer CoQ10. Entonces bajas el colesterol — y sin querer le arrancas las bujías al motor.

Si estás tomando estatinas y estás cansado todo el tiempo, vale la pena revisar esto.

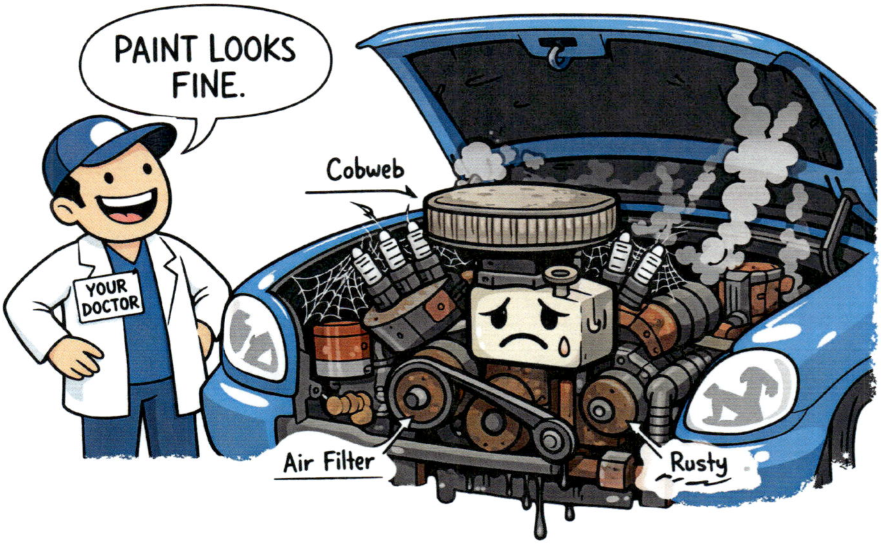

3. Aceite (magnesio)

El magnesio es el aceite en el que corren tus plantas de energía. Y casi nadie tiene suficiente.

Aquí hay algo sobre el magnesio que te va a dejar pensando. Tu molécula de energía — el ATP — no puede funcionar sin magnesio. Los científicos llaman a la forma activa "Mg-ATP." El magnesio no es opcional. No es un extra bonito. Sin él, tu ATP se queda ahí parado, inútil.

Es como tener el tanque lleno, buenas bujías, y el motor completamente agarrotado.

Más de 300 reacciones químicas en tu cuerpo necesitan magnesio para funcionar. Trescientas. El sueño, el azúcar en sangre, la función muscular, el ritmo cardíaco, las señales nerviosas — todas necesitan magnesio. Y casi la mitad de la gente no consume suficiente.

4. Anticongelante (antioxidantes)

Cuando tus plantas de energía producen energía, también generan gases de escape. Esos gases se llaman especies reactivas de oxígeno — que es una forma elegante de decir "pequeñas chispas que dañan cosas." Tus antioxidantes — como las vitaminas C y E — son el sistema de enfriamiento. Apagan esas chispas antes de que quemen algo.

Cuando tu sistema antioxidante está rebasado, esas chispas empiezan a dañar las propias mitocondrias. Con el tiempo, esto crea un ciclo vicioso: las plantas de energía dañadas producen más chispas, que causan más daño.

5. Aire Limpio (oxígeno)

Tus mitocondrias necesitan oxígeno para quemar combustible. Ese oxígeno viene de tu sangre. Si tus glóbulos rojos no pueden transportar oxígeno bien — o si la sangre no circula bien — tus plantas de energía se están sofocando un poco cada día.

Por eso el ejercicio importa tanto. Más sobre eso en el Capítulo 6. Por ahora, solo sabe que llevar buen oxígeno es el quinto paso.

Otras Piezas Que Vale la Pena Conocer

Más allá de las cinco grandes, hay otros compuestos que tus células usan y que casi nadie menciona.

GHK-Cu (péptido de cobre) — una pequeña molécula de señalización que le dice a tus células que es hora de reparar. Piénsalo como el radio del capataz. No hace el trabajo por sí solo, pero sin él nada se organiza. Sus niveles bajan con la edad, y eso es parte de la razón por la que la reparación celular se va haciendo más lenta.

B12 — la mayoría de la gente ha oído hablar de ella, pero la mayoría no sabe lo central que es tanto para la energía como para la función nerviosa. Tus mitocondrias usan la B12 para convertir la comida en combustible utilizable. Tu sistema nervioso la usa para mantener las señales nítidas. Un B12 bajo no solo te cansa — pone todo tu sistema eléctrico borroso.

Boro — un oligomineral que apoya la fortaleza ósea y ayuda a tu cuerpo a metabolizar las hormonas correctamente. No es llamativo. No tiene un mecanismo dramático. Pero sin suficiente, tus huesos se debilitan más rápido y tus hormonas no se mantienen equilibradas.

Zinc — otro oligomineral que rinde más de lo que parece. El zinc es crítico para la función inmune, la cicatrización de heridas y mantener la testosterona en su rango normal. Los hombres pierden zinc todos los días a través de procesos biológicos normales. La mayoría no repone suficiente.

El Descenso Lento Que Nadie Nota

Esto es lo que le pasa a tus plantas de energía con el tiempo.

Después de los 30, pierdes alrededor del 10% de tu función mitocondrial por década. No de golpe. Solo lento, silencioso, constante.

A los 40, estás en el 90%. Notas que necesitas un poco más de café.

A los 50, estás en el 75%. Necesitas ese café más temprano. Estás agotado para las 3 de la tarde. La recuperación después de hacer ejercicio tarda más.

A los 60, estás en el 55% — funcionando con poco más de la mitad de tu potencia. Dices cosas como "ya no tengo la energía que tenía." Y la gente asiente como si eso fuera inevitable.

No es inevitable. Es un problema de mantenimiento.

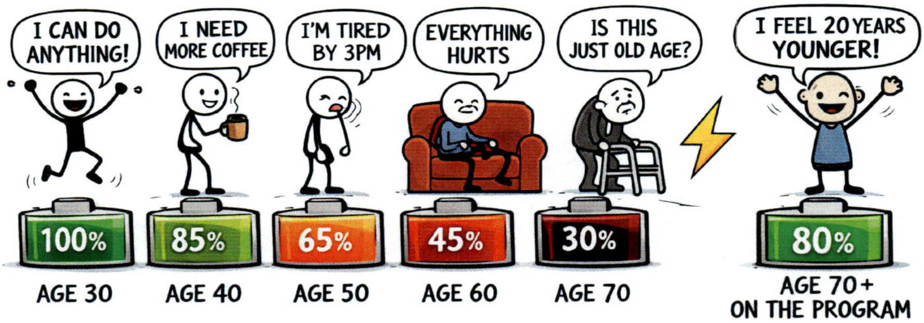

Piensa en un carro que quieres mucho. Lo usas todos los días. Nunca le cambias el aceite. Nunca le cambias las bujías. Nunca le limpias el sistema de enfriamiento. Al cabo de unos años, todavía jala — pero no bien. Le cuesta arrancar. Gasta más gasolina. Vibra en la carretera. Te dices: "Está envejeciendo."

Pero un carro viejo bien mantenido corre perfecto. Un carro nuevo al que nunca le dan mantenimiento corre como chatarra.

Tus mitocondrias son igual.

El Análisis Que Tu Médico No Está Pidiendo

Cuando la mayoría de los médicos revisan tu magnesio, piden un análisis de magnesio en suero. Revisan cuánto magnesio anda flotando en tu sangre.

Ese análisis casi no sirve de nada. Y aquí está el porqué.

Tu cuerpo trabaja muy duro para mantener el magnesio en sangre estable. Aunque tus células estén muriendo de hambre por magnesio, tu cuerpo lo va a sacar de tus huesos y tejidos para mantener el nivel en sangre normal. Entonces la sangre se ve bien. Mientras tanto, tus células están vacías.

Es como revisar el nivel de agua de un depósito mirando el grifo de la cocina. El grifo puede seguir echando agua. Pero el depósito está casi seco.

El análisis que quieres se llama magnesio en eritrocitos — o magnesio en glóbulos rojos. Este análisis mira dentro de las células mismas. Y cuando lo haces, mucha gente que "se ve bien" en los laboratorios normales resulta estar bastante baja.

Esto importa porque el magnesio no es solo cuestión de energía. El magnesio bajo también causa calambres musculares. Mal sueño. Corazón acelerado. Ansiedad. Estreñimiento. Migrañas. Presión alta. Cosas que el médico va a tratar con medicamentos distintos — cuando el problema real puede ser que el aceite está bajo.

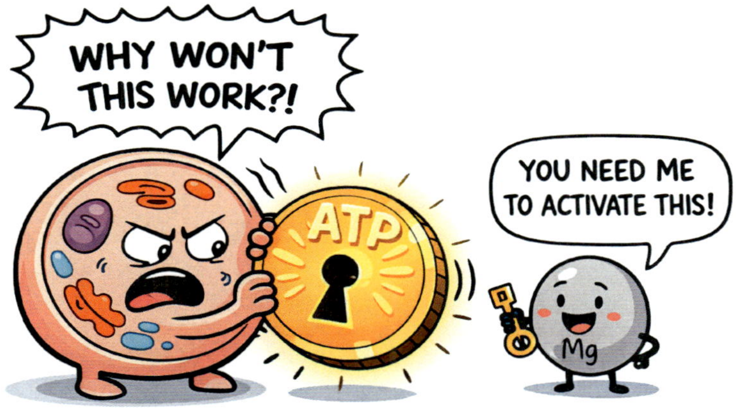

ATP without magnesium is like a car with a full tank but no key.

Qué Hacer al Respecto

La buena noticia: esto tiene solución.

Reponer CoQ10 es sencillo. Agregar magnesio — específicamente glicinato de magnesio, que se absorbe bien y no le cae mal al estómago — es una de las cosas con mayor impacto que puedes hacer para tu energía, tu sueño y tu estado de ánimo.

Subir tu nivel de antioxidantes con comida real y suplementos específicos apaga las chispas.

¿Y arreglar la entrega de oxígeno? Eso es ejercicio. Específicamente, el tipo de caminata constante que pone a trabajar tu corazón sin que quieras morirte. Entramos en detalle más adelante.

El punto de este capítulo es simple. Tus plantas de energía no están envejeciendo. Están descuidadas. Y el descuido es algo que sí puedes arreglar.

La Versión Simple:

- Tus plantas de energía necesitan 5 cosas: combustible, bujías (CoQ10), aceite (magnesio), anticongelante (antioxidantes) y aire limpio (oxígeno).
- Pierdes alrededor del 10% de tu potencia mitocondrial por década después de los 30. Eso no es envejecer — es un problema de mantenimiento.
- El análisis de magnesio que pide tu médico casi no sirve. Pide un análisis de magnesio en glóbulos rojos.
- La mayoría de lo que le estás echando la culpa a "hacerse viejo" es en realidad una planta de energía a la que le faltan piezas.

Capítulo 3

Células Zombis y el Camión de la Basura

Tu cuerpo tiene un camión de la basura. El problema es que lo has tenido estacionado en el garaje todo el día.

Dentro de cada célula, tu cuerpo tiene una operación de limpieza continua. Encuentra piezas rotas, maquinaria desgastada y mitocondrias dañadas. Las envuelve, las lleva y recicla los materiales para hacer piezas nuevas que sí funcionen. Este proceso se llama autofagia. Pronúncialo: au-TO-fa-gia.

Autofagia significa literalmente "comerse a sí mismo." Suena espantoso. Pero en realidad es el sistema de limpieza más importante que tienes. Es el camión de la basura, el conserje y el centro de reciclaje de tu célula, todo en uno.

Aquí el problema.

El camión de la basura solo sale cuando le das la oportunidad. Y la mayoría de la gente nunca se la da.

¿Cuándo Sale el Camión de la Basura?

Tu sistema de limpieza tiene un interruptor de encendido y uno de apagado.

El interruptor de apagado es: comer. Cada vez que comes — especialmente carbohidratos y proteínas — tu cuerpo entra en modo construcción. Está ocupado procesando comida, guardando energía y construyendo cosas. No hay tiempo para limpiar.

El interruptor de encendido es: no comer. Cuando tu cuerpo se queda sin combustible nuevo, cambia al modo limpieza. Empieza a revisar la basura acumulada y a reciclar lo que puede.

Se supone que esto pasa naturalmente de noche, cuando estás dormido y sin comer. Pero esto es lo que la mayoría de la gente hace en realidad.

Desayunan a las 7 de la mañana. Botanean en la mañana. Comen al mediodía. Meriendan a media tarde. Cenan a las 6 de la tarde. Luego un tazón de cereal a las 10 de la noche antes de acostarse. Se duermen a las 11 y se despiertan a las 6 de la mañana.

Eso es 15 horas comiendo y solo 8 horas en ayuno. El camión de la basura apenas tiene tiempo de calentar el motor antes de que le estés metiendo más comida.

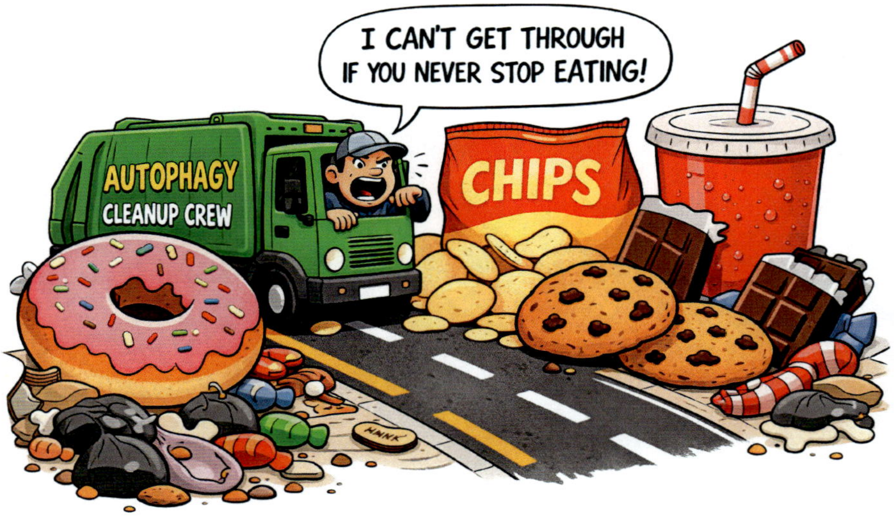

¿El resultado? La basura se acumula. Las piezas rotas se van apilando. Las mitocondrias dañadas siguen trabajando en lugar de reciclarse. Con el tiempo, todo se va poniendo más lento.

Imagínate una cocina de restaurante que nunca se limpia. Los cocineros siguen trabajando, pero la grasa se acumula, los restos de comida vieja se apilan en los rincones, el equipo se llena de mugre. La comida que sale es cada vez peor. La cocina no está rota — nomás no la han limpiado en años.

Eso son tus células sin autofagia.

Células Zombis: Los Vecinos Que No Se Van

Ahora hablemos de algo peor que la basura acumulada.

Algunas células de tu cuerpo envejecen y se dañan hasta el punto en que deberían morir. Morir es, de hecho, lo sano que debe hacer una célula cuando ya está muy gastada. El cuerpo reemplaza células viejas por nuevas todo el tiempo. El recubrimiento de tu intestino se renueva cada pocos días. Tus glóbulos rojos viven unos 120 días y luego se reciclan.

Pero algunas células se atoran. No mueren. Tampoco trabajan. Solo se quedan ahí — rotas, inútiles y de malas.

Los científicos les llaman células senescentes. En este libro las vamos a llamar por lo que son: células zombis.

Las células zombis son un problema. Un problema grande.

Por qué. Una célula sana, cuando muere, lo hace en silencio. Se empaqueta ordenadamente y le manda señal al equipo de limpieza. Limpio, ordenado, sin desastre.

Una célula zombi no hace eso. Se queda ahí y gotea. Suelta químicos inflamatorios — pequeñas señales químicas que dicen "ESTOY EN PROBLEMAS" una y otra vez. Esos químicos irritan a las células vecinas. Inflaman el tejido cercano. Hacen que las células de al lado sean más propensas a volverse zombis también.

Es como tener un vecino que nunca saca su basura. Su basura podrida empieza a apestar. Atrae plagas. Le baja el valor a toda la cuadra. Y no importa cuánto se lo pidas amablemente — no va a limpiar.

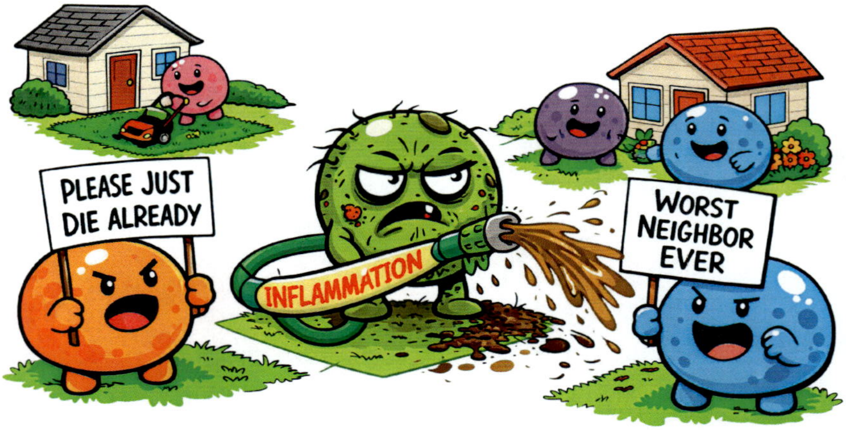

Senescent cells – they won't leave and they make everyone around them miserable.

El fuego lento que causan las células zombis se llama inflamación crónica — una inflamación de bajo grado, constante, que se va acumulando conforme envejeces. No la puedes sentir directamente. No hay fiebre, no hay hinchazón evidente. Pero está ahí, haciendo que todo funcione un poquito peor en silencio.

Esta inflamación crónica está relacionada con casi todas las enfermedades que empeoran con la edad. Enfermedades del corazón. Diabetes. Alzheimer. Artritis. Hasta la depresión. No porque estas enfermedades causen inflamación — sino porque la inflamación crea las condiciones en las que estos problemas florecen.

Cómo Prender el Equipo de Limpieza

La buena noticia es que tienes herramientas reales para esto.

El ayuno prende el camión de la basura. No necesitas ayunar tres días. Una ventana de 12 a 14 horas de noche — digamos, no comer después de las 7 de la noche y no volver a comer hasta las 7 u 8 de la mañana — es suficiente para activar la autofagia. Esto no es una dieta. Es darle a tu sistema de limpieza el tiempo tranquilo que necesita.

La espermidina ayuda a activar la autofagia. La espermidina es un compuesto que se encuentra naturalmente en alimentos como el germen de trigo, los hongos y los quesos maduros. Es una de las sustancias más poderosas que conocemos para activar la autofagia. Tu cuerpo produce menos de ella conforme envejeces — que es parte de la razón por la que la limpieza se va haciendo más lenta. Tomar suplemento de espermidina puede prender el camión de la basura incluso cuando no estás en ayuno.

La fisetina ayuda a matar células zombis. Este compuesto de planta — la fisetina se encuentra en fresas — se llama senolítico, que significa que ayuda a eliminar esas células zombis. No solo limpia la basura. Desaloja al vecino que no se quiere ir. La quercetina, que se encuentra en cebollas y manzanas, es otro compuesto senolítico que actúa de manera similar.

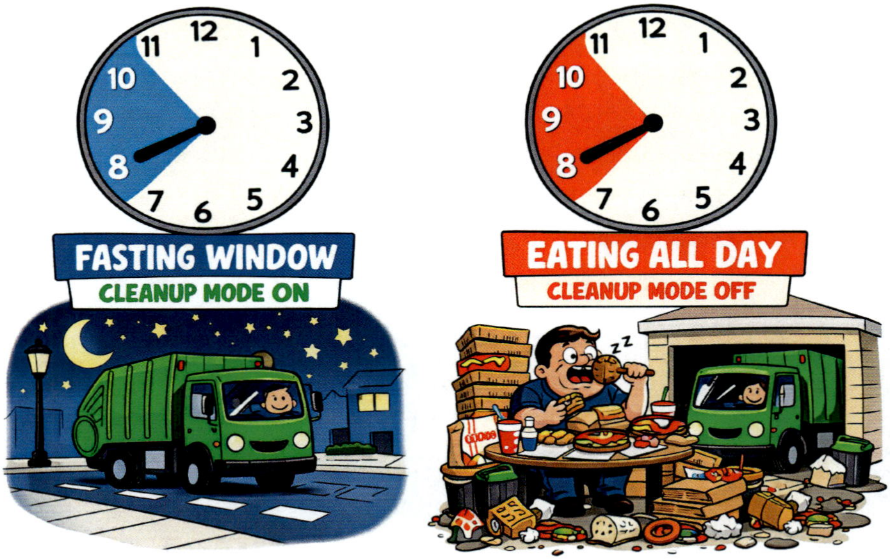

El Problema de Comer Todo el Día

Esto vale la pena reflexionarlo un momento.

En toda la historia humana, la gente casi nunca tuvo acceso a comida las 24 horas del día. Durante la mayor parte de nuestra existencia, comíamos cuando había comida disponible y no comíamos cuando no la había. Nuestros cuerpos evolucionaron para ser muy buenos alternando entre comer y no comer.

En los últimos 50 años más o menos, la comida constante se volvió disponible para la mayoría de la gente en países desarrollados. Respondimos comiendo sin parar. Y nuestros cuerpos, que nunca fueron diseñados para eso, empezaron a saltarse el paso de limpieza.

Fuiste diseñado para comer — luego limpiar. Comer — luego limpiar. Una y otra vez, en ritmo.

Cuando comes todo el día, solo haces la primera mitad del ciclo. La limpieza nunca ocurre.

Esto no significa que tengas que sufrir. No significa que tengas que sentir hambre todo el tiempo ni renunciar a la comida que te gusta. Solo significa darle a tu cuerpo unas horas al día para hacer el trabajo de mantenimiento para el que fue diseñado.

Empieza con 12 horas. Si terminas de cenar a las 7 de la noche, no vuelvas a comer hasta las 7 de la mañana. Eso es todo. El camión de la basura necesita ese tiempo mínimo para salir del garaje y hacer su ruta.

Tus células te lo van a agradecer.

La Versión Simple:

• La autofagia es el camión de la basura de tu cuerpo — recoge las piezas rotas y las recicla. Solo funciona cuando no estás comiendo.

• Las células zombis (células senescentes) no mueren y no trabajan. Solo gotean químicos inflamatorios sobre sus vecinas.

• Comer todo el día mantiene el camión de la basura estacionado. Un ayuno nocturno de 12 a 14 horas le permite salir a trabajar.

• La espermidina activa la limpieza incluso cuando no estás en ayuno. La fisetina (y la quercetina) ayudan a eliminar las células zombis.

Capítulo 4

Tu Cuerpo Tiene Dos Modos (Y Estás Atrapado en Uno)

Tu cuerpo es una de las máquinas más sofisticadas que existen — y ahora mismo está atorado en la marcha equivocada.

Tienes exactamente dos modos de operación. Uno es para construir. Otro es para limpiar. Se supone que se van turnando. La mayoría de nosotros dejó de dejarlos turnarse hace unos 50 años. Y las consecuencias están sentadas alrededor de nuestra cintura y apareciendo en la neblina mental.

Hablemos de los dos modos.

Modo 1: Modo Construcción

Tu cuerpo tiene un interruptor llamado mTOR. Pronúncialo: "em-tor." Significa "objetivo mecanístico de la rapamicina" — un trabalenguas que nadie necesita recordar. Llámalo simplemente el interruptor de crecimiento.

Cuando mTOR está encendido, tu cuerpo está en modo construcción. Construye músculo. Acumula grasa. Hace crecer cosas. Produce copias de células.

El mTOR se enciende cuando comes proteína. Se enciende cuando comes azúcar. Se enciende cuando tu azúcar en sangre sube. También se enciende cuando simplemente te quedas quieto, porque tu cuerpo interpreta sentarse como "debemos estar descansando y guardando energía para algo."

El modo construcción es bueno. Lo necesitas. Necesitas construir músculo. Necesitas guardar algo de energía. Necesitas que las células se reproduzcan. El mTOR no es malo.

Solo que no se supone que esté encendido todo el tiempo.

Modo 2: Modo Limpieza

Tu otro interruptor se llama AMPK. Pronúncialo letra por letra: A-M-P-K. Piénsalo como el interruptor de limpieza.

Cuando el AMPK está encendido, tu cuerpo está en modo limpieza. Quema grasa acumulada como combustible. Activa la autofagia — el camión de la basura del Capítulo 3. Recicla piezas viejas y rotas. Repara células dañadas. Hace todo el trabajo de mantenimiento que tu cuerpo necesita para mantenerse ágil y funcional.

El AMPK se enciende cuando te quedas sin combustible — cuando estás en ayuno, haciendo ejercicio, o cuando tu azúcar en sangre baja. Es la manera en que tu cuerpo dice: "Está bien, no hay comida nueva entrando. Hora de limpiar y quemar lo que tenemos guardado."

Aquí está la clave de estos dos interruptores.

Son como un sube y baja. Cuando uno está arriba, el otro está abajo. Cuando el mTOR está completamente encendido — modo construcción — el AMPK no puede trabajar. La limpieza está apagada. Y cuando el AMPK está completamente encendido — modo limpieza — el mTOR se frena. La construcción se ralentiza.

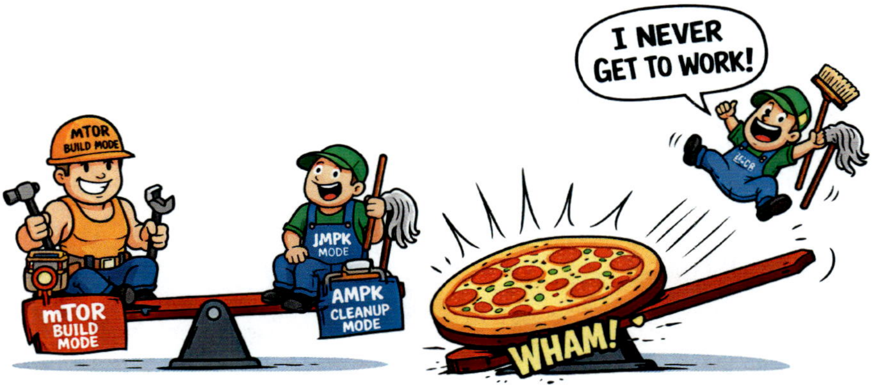

Tu cuerpo fue diseñado para alternar. Comes una comida — el mTOR sube, el AMPK baja. Construyes unas horas. Luego dejas de comer — el AMPK sube, el mTOR baja. Limpias varias horas. Comes de nuevo. Limpias de nuevo. Así para siempre.

Ese ritmo es lo que te mantiene sano.

Cómo Rompimos el Sube y Baja

Esto es lo que la vida moderna le hizo a ese ritmo.

El latinoamericano promedio come durante unas 15 a 16 horas al día. Desayuno a las 7. Botana a las 10. Comida al mediodía. Merienda a las 3. Cena a las 7. Algo antes de dormir a las 10 de la noche.

Cada vez que comes — cada una de las veces — el mTOR se dispara. El modo construcción se enciende. El AMPK se aplasta. La limpieza se detiene.

Con 15 horas de comer al día, el AMPK apenas tiene una ventanita para trabajar.

Y luego agregamos el sedentarismo. La persona promedio está sentada entre 9 y 10 horas al día. Sentarse mantiene el azúcar en sangre elevado. Mantiene el mTOR elevado. Mantiene el AMPK suprimido. Más modo construcción. Menos limpieza.

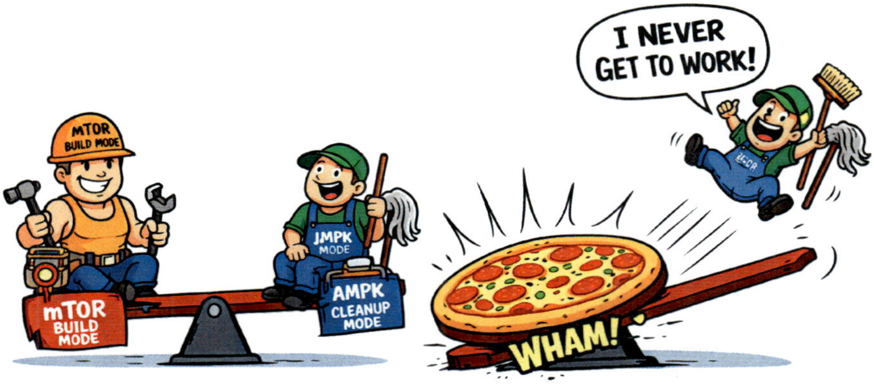

El resultado es lo que los científicos llaman "desregulación en la detección de nutrientes." En español llano: el sistema de construir-versus-limpiar de tu cuerpo se quedó atorado en una sola posición. Siempre construyendo. Nunca limpiando.

Piensa en una ciudad que siempre está en obra. Condominios nuevos levantándose por todos lados. Pero los edificios viejos y deteriorados de los años setenta siguen en pie. Nadie los tira. La construcción nueva sigue avanzando justo al lado de edificios que se están cayendo, llenos de grietas y peligrosos.

Eso es tu cuerpo cuando el mTOR nunca se apaga. Células de grasa nuevas creciendo justo al lado de células zombis viejas. Inflamación nueva apilándose encima de inflamación vieja.

Creces — sobre todo de cintura para afuera.

Cómo Arreglar el Sube y Baja

La solución no es complicada. Pero sí requiere hacer algo diferente.

Alimentación en ventana de tiempo. Elige un periodo de 8 a 10 horas durante el día en el que comes. Fuera de ese periodo, no comes. Esto le da al AMPK una oportunidad real de trabajar.

Si comes tu primera comida a las 9 de la mañana y tu última comida a las 7 de la noche, eso es una ventana de 10 horas. Le diste a tu cuerpo 14 horas de limpieza de noche. Esto no es una dieta. No estás comiendo menos — solo estás metiendo la comida en una ventana más corta. Para la mayoría de la gente, esto solo ya hace una diferencia real en energía, pérdida de grasa y claridad mental.

Ejercicio Zona 2. La Zona 2 es un nivel específico de esfuerzo — lo suficientemente fuerte como para que tu corazón esté trabajando y estés respirando más rápido de lo normal, pero lo suficientemente ligero como para que puedas sostener una conversación. Puedes hablar. Solo que no tienes muchas ganas.

En la intensidad Zona 2, tu cuerpo quema grasa como combustible. Esto activa el AMPK. Enciende el interruptor de limpieza. Le dice a tus células que empiecen a tirar la basura y reciclar las piezas viejas.

No tienes que correr. No tienes que matarte en el gimnasio. Una caminata a buen paso — del tipo en que vas con propósito y tu respiración está ligeramente acelerada — es Zona 2. Caminar es una de las cosas más poderosas que puedes hacer por tus células.

La Zona 2 también hace algo extraordinario. Le manda señal a tu cuerpo para que construya mitocondrias nuevas. Más plantas de energía. Hablamos más de eso en el Capítulo 6.

Entrenamiento de fuerza. Esta es la otra mitad del ejercicio. Dos sesiones a la semana de levantar pesas — o cualquier tipo de entrenamiento de resistencia — le dice a tu cuerpo que construya y mantenga músculo. El músculo no es solo para verse fuerte. El músculo es uno de los tejidos metabólicamente más activos de tu cuerpo. Más músculo significa mejor control del azúcar en sangre, mejores hormonas, mejores resultados en general.

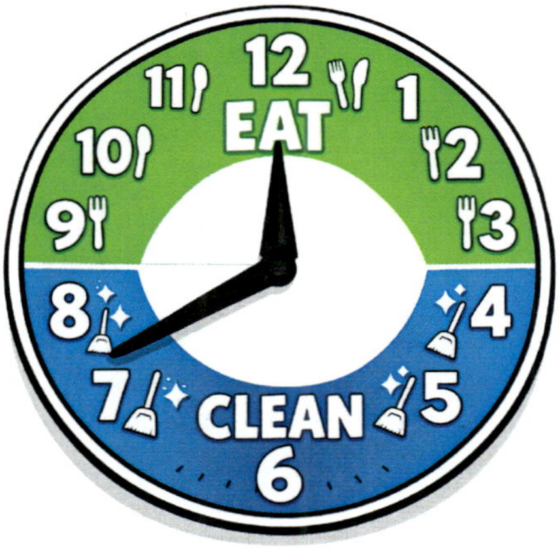

Your body was designed to **eat then clean.**

Eat then clean.

We broke the cycle by eating all day.
Fix this one thing and you fix half
the problems in this book.

Esto No Es Una Dieta

Quede muy claro algo.

Esto no es una dieta. No hay lista de alimentos prohibidos. No hay conteo de calorías. No se requiere sufrir.

Esto se trata de ritmo.

Tu cuerpo fue construido para alternar entre construir y limpiar. Tus antepasados lo hacían sin pensarlo, porque la comida no estaba disponible las 24 horas del día. Tú tienes que ser un poco más deliberado al respecto, porque vives en un mundo con una tienda de conveniencia en cada esquina.

Pero la biología es sencilla. Dale a tu cuerpo una ventana para limpiar. Muévete suficiente para activar el interruptor de limpieza. Tus células harán el resto.

Llevan tiempo esperando la oportunidad.

La Versión Simple:

• Tu cuerpo tiene dos modos: mTOR (construir) y AMPK (limpiar). Son un sube y baja — cuando uno está arriba, el otro está abajo.

• Comer todo el día mantiene el mTOR siempre encendido y nunca deja que el AMPK haga su trabajo. Tu cuerpo construye y acumula pero nunca limpia.

• Arréglalo con una ventana de alimentación simple (come en 8 a 10 horas, ayuna de noche) y ejercicio Zona 2 (una caminata a buen paso en la que puedes hablar pero no quieres).

• Esto no es una dieta. Es dejar que tu cuerpo haga lo que fue diseñado para hacer.

Capítulo 5

Dormir — Cuando Sale el Equipo de Reparación

¿Sabes cómo las ciudades reparan las calles a las 2 de la mañana cuando nadie está manejando? Eso es el sueño. Tu cuerpo está haciendo construcción, cargando desechos y tapando baches — pero solo si de verdad estás dormido.

La mayoría de la gente cree que dormir es algo pasivo. Cierras los ojos, dejas de hacer cosas, te despiertas. No pasa gran cosa en el ínterin.

Eso está completamente equivocado.

El sueño es el periodo más activo metabólicamente de tu día. Tu cerebro está disparando con intensidad. Tu cuerpo está produciendo hormonas. Tus células están desarmando piezas dañadas y construyendo nuevas. Tu sistema inmune está procesando información. Tus recuerdos se están archivando.

Y lo más importante: tus plantas de energía se están reparando.

Duerme de menos — o duerme con mala calidad — y te saltas la ventana de reparación. Hazlo con suficiente frecuencia y el daño empieza a acumularse.

El Equipo de Reparación

Cuando caes en sueño profundo — el que se llama sueño de ondas lentas, o etapas 3 y 4 — pasa algo extraordinario. Tu cuerpo libera una oleada de hormona del crecimiento.

La hormona del crecimiento no es solo para adolescentes que quieren crecer. En los adultos, la hormona del crecimiento es la señal que le dice a tu cuerpo que repare todo. Los músculos que tuvieron pequeños desgarros por el ejercicio se reconstruyen. El tejido óseo se fortalece. Las células de los órganos que están desgastadas se reemplazan. Las mitocondrias dañadas se descomponen y se reciclan.

Este es el momento en que sale el equipo de reparación.

Y aquí está el detalle sobre la hormona del crecimiento: llega a su pico durante las primeras horas de sueño profundo. Si te acuestas a medianoche y te despiertas a las 5 de la mañana, estás cortándole el turno al equipo de reparación. El equipo apenas empieza cuando ya les estás diciendo que recojan sus cosas y se vayan.

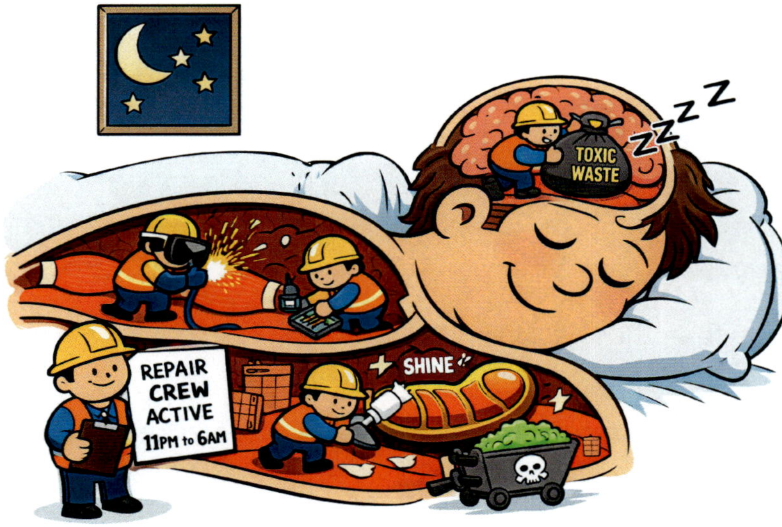

Piensa en cómo funciona la reparación de calles. Las ciudades no pueden reparar las avenidas principales durante el día. Demasiado tráfico. Entonces el equipo de reparación sale a las 2

de la mañana, cuando las calles están vacías. Repavimentan, tapan baches, arreglan el drenaje. Para las 6 de la mañana, el equipo ya se fue y la calle está suave.

Tu cuerpo funciona igual. El equipo de reparación sale cuando el tráfico está bajo — cuando estás profundamente dormido y tus sistemas están en calma. Si nunca les das esa ventana, los baches se hacen cada vez más grandes. Eventualmente la calle se empieza a caer a pedazos.

Tu Cerebro Se Lava

Aquí hay algo que solo se descubrió en 2012, y es una de las cosas más sorprendentes de la biología moderna.

Tu cerebro tiene su propio sistema de limpieza. Se llama sistema glinfático.

Durante el sueño, las células de tu cerebro se encogen un poco. Esto abre pequeños canales entre ellas. Un líquido — básicamente un tipo especial de líquido cefalorraquídeo — fluye por esos canales y le da un lavado al cerebro.

¿Qué lava? Desechos tóxicos. Incluyendo una proteína llamada beta-amiloide.

El beta-amiloide es una de las principales sustancias que se acumula en el cerebro de las personas con Alzheimer. Es una proteína pegajosa que va tapando los canales de comunicación del cerebro con el tiempo.

Tu sistema glinfático está diseñado para lavarla todas las noches. Pero el sistema glinfático solo trabaja de verdad durante el sueño profundo.

Duerme mal, y el lavado no ocurre. El beta-amiloide se acumula un poco más cada noche. A lo largo de años y décadas, esto suma. Es una de las razones por las que el mal sueño crónico es un factor de riesgo importante para el Alzheimer.

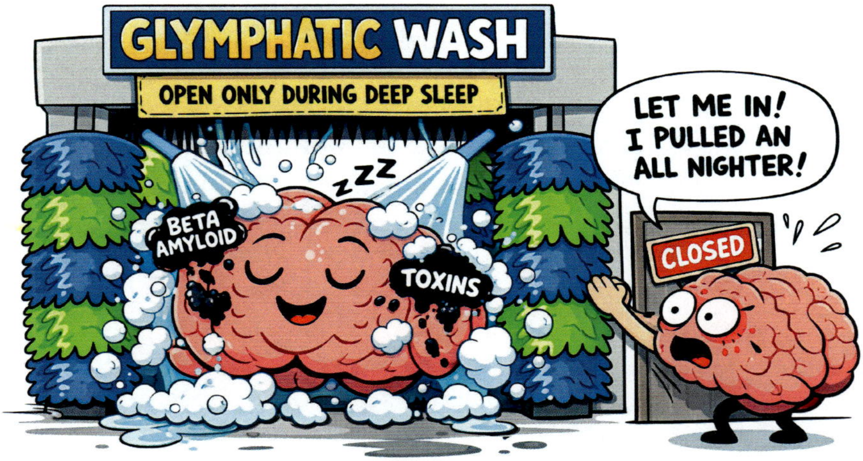

Tienes un autolavado de cerebro. Solo funciona cuando estás dormido. Cada noche que duermes bien, completa su ciclo. Cada noche que no — ya sea porque no dormiste suficiente, porque tu sueño fue interrumpido, o porque te tomaste tres copas antes de acostarte — el lavado es parcial o no ocurre.

Esto no es para asustarte. Es simplemente biología. Y tiene solución.

La Melatonina: No Es Lo Que Crees

Cuando la gente escucha "melatonina", piensa "pastilla para dormir." Va a la farmacia, agarra una tableta de 10 mg, se la toma, y se queda dormida.

Pero la melatonina no es principalmente un sedante. Ese no es su trabajo principal.

La melatonina es una hormona de señalización. Su primer trabajo es decirle a tu cuerpo que ya es de noche y que empiece a apagarse. Baja las luces de los órganos. Reduce un poco el ritmo cardíaco. Baja levemente la temperatura corporal. Le manda señal al equipo de reparación para que se aliste.

Pero aquí está lo que la mayoría no sabe. La melatonina es también uno de los antioxidantes más poderosos de tu cuerpo. Específicamente, protege tus mitocondrias durante la noche. ¿Recuerdas el sistema de anticongelante del Capítulo 2 — los antioxidantes que apagan las chispas que producen tus plantas de energía? La melatonina es una parte importante de ese sistema.

Mientras duermes, tus mitocondrias están haciendo reparaciones intensas. Esto genera muchas de esas chispas reactivas. La melatonina ayuda a neutralizarlas antes de que causen más daño. De esta manera, la melatonina no solo te ayuda a dormir — está activamente protegiendo tus plantas de energía durante el turno de reparación más intenso del día.

Ahora, el problema con esa pastilla gigante de 10 mg de la farmacia.

Tu cuerpo produce melatonina naturalmente, y en cantidades mucho menores a las que encuentras en esas pastillas de venta libre. La dosis fisiológica correcta — la que le manda señal a tu cuerpo de manera adecuada sin saturarlo — está alrededor de 300 a 600 microgramos. Eso es 0.3 a 0.6 miligramos.

¿La gomita estándar de la farmacia? De 5 a 10 miligramos. Eso es entre 15 y 30 veces más de lo que tu cuerpo usa naturalmente.

Una dosis enorme de melatonina no te da un sueño mejor. Solo te noquea — frecuentemente sin darte las etapas de sueño profundo y reparador que en realidad necesitas. Y con el tiempo, tu cerebro puede dejar de producir su propia melatonina en cantidades normales, porque la has estado suministrando tan agresivamente desde afuera.

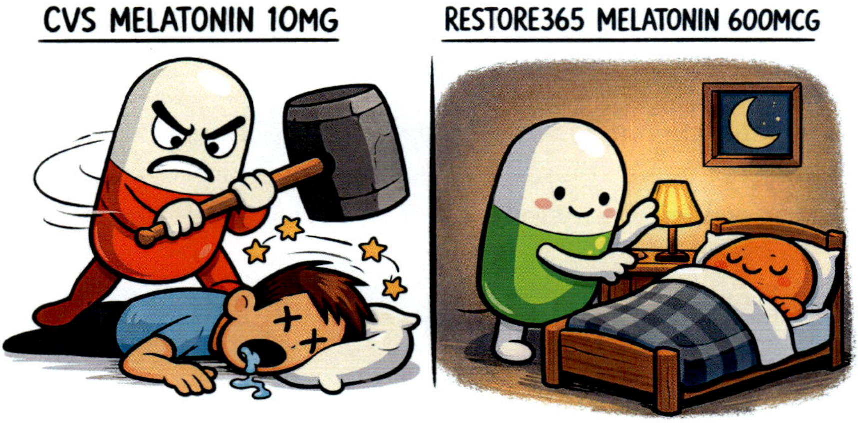

More is not better. The right dose helps.

El enfoque correcto es melatonina en dosis baja — 600 microgramos (0.6 mg) — tomada unos 30 a 60 minutos antes de acostarte. Esto imita lo que tu cuerpo hace naturalmente. Le dice a tus sistemas que se vayan apagando. Protege tus mitocondrias. Y apoya las etapas de sueño profundo donde ocurre la reparación real.

La Combinación para Dormir Que Sí Funciona

El buen sueño no depende de una sola cosa. Es un sistema. Estas son las piezas que más importan.

GABA (50 mg). El GABA es el principal neurotransmisor calmante de tu cerebro. Es el pedal de freno de tu sistema nervioso. Cuando estás ansioso, con la mente dando vueltas o activado a la hora de dormir, tu GABA está bajo y tus neurotransmisores excitatorios están ganando la discusión.

Una dosis baja de GABA antes de acostarte — 50 miligramos, no las dosis altas que a veces se ven — ayuda a tu cerebro a pasar del modo "procesando el día" al modo "apagándome." No te noquea. Solo calma el ruido mental para que puedas dormirte de verdad.

Melatonina (600 mcg). Como ya explicamos. Dosis baja, fisiológica, protectora.

Glicinato de magnesio. ¿Recuerdas el magnesio del Capítulo 2 — el aceite de tus plantas de energía? El magnesio también relaja los músculos y calma el sistema nervioso. El glicinato de magnesio — "glicinato" se refiere a cómo está unido a un aminoácido que ayuda a absorberse — es la forma que llega más fácilmente al cerebro. Ayuda a que tus músculos suelten la tensión, calma la inquietud mental y apoya las etapas de sueño profundo.

Estos tres juntos — GABA en dosis baja, melatonina fisiológica y glicinato de magnesio — apoyan las etapas de sueño específicas donde tu cuerpo hace su trabajo de reparación más importante. No noqueándote. Dándole a tu sistema nervioso lo que necesita para apagarse de forma natural y dormir profundo.

Por Qué Esto Importa Más de Lo Que Crees

Dormir mal no es solo "estar adormilado en la mañana." Esto es lo que le pasa a tus células cuando consistentemente duermes poco.

La hormona del crecimiento cae. Tu equipo de reparación está corto de personal y poco entrenado. Los músculos no se recuperan. Los órganos no reciben mantenimiento. Las mitocondrias no se reciclan.

El lavado del cerebro funciona mal. El beta-amiloide y otros desechos se acumulan. La cognición baja. La memoria empeora. Con los años, el riesgo de enfermedades neurodegenerativas sube.

Tus mitocondrias no reciben protección antioxidante durante la noche. Acumulan más daño. Funcionan con menos eficiencia. Tu energía empeora.

El cortisol — tu hormona del estrés — sube cuando no duermes suficiente. El cortisol alto le dice a tu cuerpo que acumule grasa, especialmente en el abdomen. Suprime la testosterona. Suprime tu sistema inmune. Mantiene el mTOR elevado, lo que significa que tu modo limpieza (AMPK) se sigue suprimiendo.

Una mala noche es recuperable. El mal sueño crónico — noche tras noche de 5 o 6 horas, o sueño que nunca llega a las etapas profundas — no es algo con lo que puedas simplemente aguantar. Te va erosionando los sistemas en silencio hasta que te sientes exactamente como la persona del Capítulo 1: no enfermo, solo funcionando al 60% de potencia.

El equipo de reparación necesita un turno completo. Dáselo.

Unas Reglas Sencillas para Dormir Mejor

No necesitas un colchón de 50,000 pesos. Necesitas el ambiente correcto y los horarios correctos.

Que esté oscuro. Hasta pequeñas cantidades de luz mientras duermes — la pantalla del celular, la luz de la calle entrando por las cortinas, el LED del televisor — suprimen la melatonina y alteran las etapas del sueño. Las cortinas blackout o un antifaz hacen una diferencia real.

Que esté fresco. Tu cuerpo necesita bajar un poco su temperatura central para iniciar y mantener el sueño profundo. Una habitación de alrededor de 18 a 20°C es lo ideal para la mayoría. Si te despiertas sudado, tu cuarto está demasiado caliente.

Deja de comer 2 o 3 horas antes de acostarte. La digestión sube tu temperatura corporal central y mantiene el mTOR elevado. Ambas cosas pelean contra el sueño profundo. Si terminas de cenar a las 7 de la noche y te acuestas a las 10, le das a tu cuerpo la oportunidad de enfriarse y cambiar de modo.

Nada de alcohol antes de dormir. El alcohol te hace sentir sueño, pero fragmenta la arquitectura de tu sueño. Te quedas dormido rápido y luego pasas el resto de la noche en etapas ligeras, no reparadoras. Tu lavado de cerebro apenas funciona. Tu equipo de reparación casi no trabaja.

Hora de despertar consistente. El ritmo circadiano de tu cuerpo — su reloj interno — se ancla principalmente por la hora a la que te despiertas, no por la hora a la que te acuestas. Elige una hora para despertarte y respétala todos los días, incluyendo fines de semana. Esto hace más por la calidad del sueño que casi cualquier otra cosa.

El equipo de reparación sale todas las noches. Tu único trabajo es despejar las calles y no estorbarles.

La Versión Simple:

• El sueño es cuando tu cuerpo se repara. La hormona del crecimiento llega a su pico durante el sueño profundo y le dice a tus células que se reconstruyan.

• Tu cerebro tiene un autolavado (el sistema glinfático) que solo funciona durante el sueño profundo. Elimina proteínas tóxicas relacionadas con el Alzheimer.

• La melatonina no es solo una pastilla para dormir — es un antioxidante que protege tus mitocondrias durante la noche. Usa la dosis baja (600 mcg), no la versión martillo de la farmacia.

• GABA, melatonina en dosis baja y glicinato de magnesio juntos apoyan las etapas de sueño profundo donde ocurre la reparación real.

Capítulo 6

Ejercicio — Lo Único Que Lo Hace Todo

Si el ejercicio fuera una pastilla, sería el medicamento más vendido en la historia de la humanidad — y tu médico estaría obligado por ley a recetártelo antes que cualquier otra cosa.

Eso no es frase de póster motivacional. Eso es lo que dice la ciencia.

El ejercicio es lo único que al mismo tiempo construye nuevas plantas de energía en tus células Y destruye las viejas y dañadas. Nada más hace las dos cosas. Ni tus vitaminas. Ni tus suplementos. Ni esa infusión IV carísima que has estado leyendo por ahí. Solo el ejercicio.

Piénsalo un momento. Tienes una herramienta gratuita, disponible en todo momento, que construye nuevas mitocondrias — las plantas de energía de tus células — y al mismo tiempo elimina las que ya no funcionan. Y la mayoría de la gente lo salta porque prefiere ver un episodio más de algo.

Eso lo vamos a cambiar. Empezando por entender qué hace el ejercicio dentro de tus células.

Qué Pasa Cuando Caminas Rápido

Hay un tipo específico de ejercicio llamado Zona 2. La definición simple: te mueves lo suficientemente rápido como para poder hablar, pero en realidad no quieres hacerlo. Una caminata a buen paso. Un trote cómodo. Un paseo en bici donde respiras un poco más fuerte de lo normal.

Ese nivel de esfuerzo — ni muy fácil, ni muy difícil — hace algo increíble dentro de tus células.

Activa un interruptor llamado PGC-1 alfa (di nada más "PGC-uno-alfa" — o simplemente di "el interruptor de construcción"). Este interruptor le dice a tus células que construyan nuevas plantas de energía. El proceso tiene un nombre largo: biogénesis mitocondrial. Significa "crear nuevas mitocondrias."

Tu cuerpo literalmente fabrica nuevas plantas de energía cuando te mueves a un ritmo sostenido y moderado. Más plantas de energía = más energía. Más energía = cerebro más agudo, mejor estado de ánimo, metabolismo más rápido, más quema de grasa — todo el día.

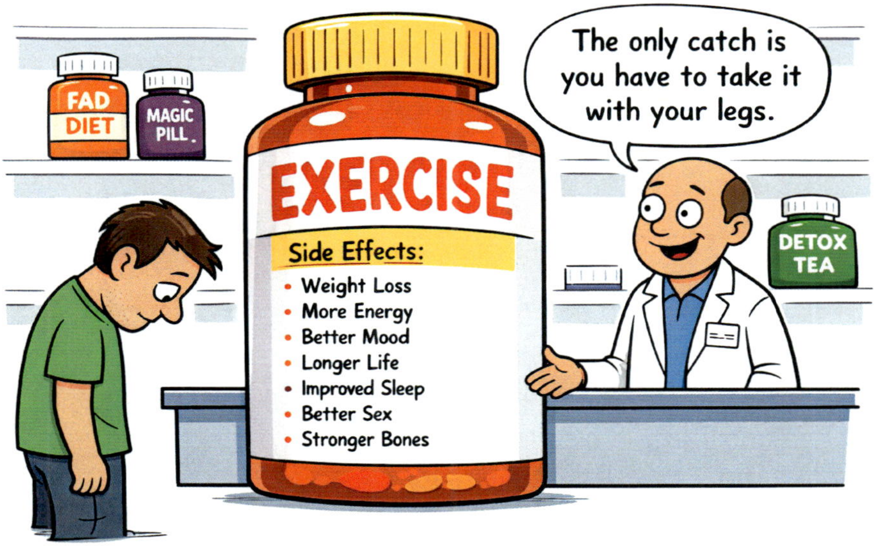

Pero espera. Hay más.

El Equipo de Limpieza También Llega

Al mismo tiempo que el ejercicio de Zona 2 activa la construcción de nuevas plantas de energía, también activa algo llamado mitofagia. "Mito" = planta de energía. "Fagia" = comer. La mitofagia es la forma que tiene tu cuerpo de encontrar las plantas de energía viejas, oxidadas y dañadas — y reciclarlas.

Piensa en eso un segundo.

Una sola caminata construye lo nuevo y derrumba lo viejo. Al mismo tiempo.

En el Capítulo 3 aprendiste sobre la autofagia — el camión de basura de tu cuerpo que limpia las partes celulares dañadas. La mitofagia es ese mismo camión, pero específicamente para tus plantas de energía. Y la señal clave para que ese camión aparezca es el movimiento aeróbico sostenido.

Sin movimiento. Sin camión de basura. Las plantas dañadas se acumulan. La producción de energía cae. Todo empeora.

Por eso el ejercicio no es opcional. Esto no se trata de verse bien en la playa. Se trata de si tus 37 billones de células tienen plantas de energía que funcionan o no.

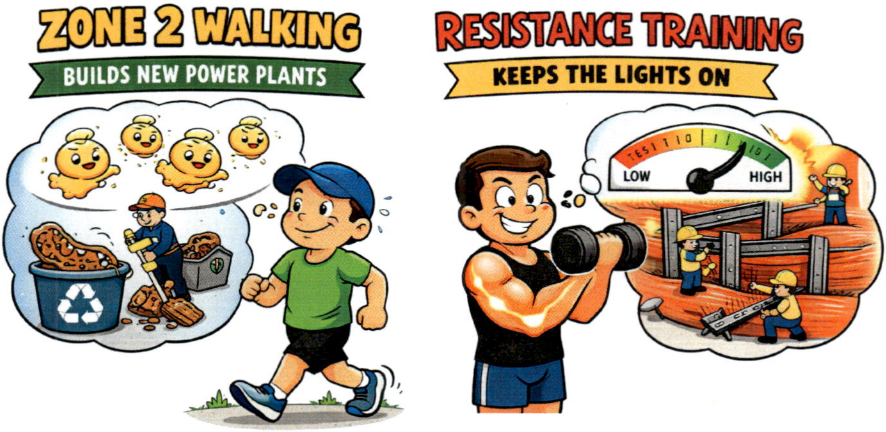

**Walking builds new power plants. Lifting keeps the lights on.
You need both.**

El Segundo Tipo: Entrenamiento de Resistencia

La Zona 2 construye y limpia tus plantas de energía. Pero también necesitas un segundo tipo de ejercicio — el entrenamiento de resistencia.

Eso significa levantar pesas, hacer ejercicios con tu propio peso, usar ligas de resistencia, o cualquier cosa que haga que tus músculos empujen o jalen contra una carga.

¿Por qué? Porque el músculo no es solo algo que se ve bien en una playera sin mangas. El músculo es el motor metabólico de tu cuerpo. Más músculo significa:

- Quemas más calorías, aunque estés sentado
- Tus hormonas se mantienen más fuertes por más tiempo (testosterona, hormona de crecimiento)
- Tu azúcar en sangre se controla mejor

• Te vuelves más fuerte, lo cual importa mucho después de los 40

Cuando levantas pesas, activas un interruptor diferente — el interruptor mTOR. ¿Recuerdas el mTOR del Capítulo 4? Es el interruptor de crecimiento. En este contexto, eso es algo bueno. Le estás diciendo a tus músculos que crezcan. La testosterona y la hormona de crecimiento responden. Tu metabolismo se acelera. Tus huesos se fortalecen.

La Zona 2 es para tus plantas de energía. El entrenamiento de resistencia es para tu estructura. Necesitas los dos.

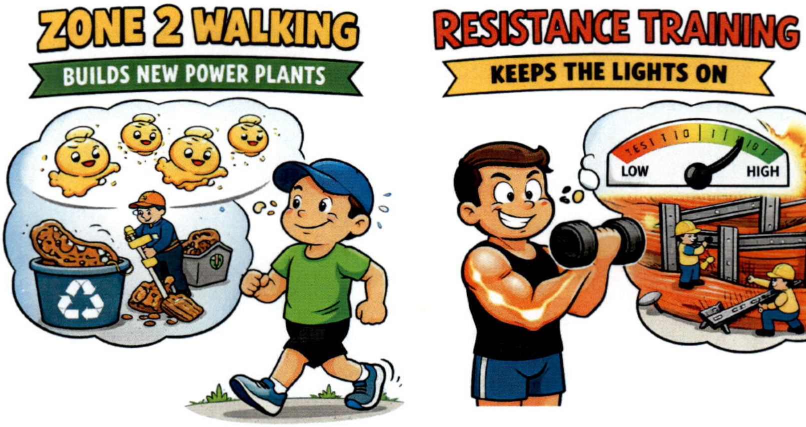

Walking builds new power plants. Lifting keeps the lights on.
You need both.

La Dosis Mínima Efectiva

Ahora, ¿cuánto necesitas realmente?

La respuesta honesta: más de lo que la mayoría de la gente hace. Pero menos de lo que probablemente temes.

El mínimo respaldado por la investigación para resultados reales es:

- **150 minutos por semana de Zona 2** — eso es solo 30 minutos, cinco días a la semana, caminando lo suficientemente rápido como para poder hablar pero sin querer hacerlo
- **2 sesiones de entrenamiento de resistencia por semana** — de 30 a 45 minutos cada una, trabajando tus grupos musculares principales

Eso es todo. Esa es la dosis inicial. No necesitas membresía en un gimnasio desde el primer día. Necesitas buenos tenis y uno o dos mancuernas.

Si ahorita estás haciendo cero, empieza con 10 minutos. Camina 10 minutos después de cenar. Esa es la grieta en la puerta. Cada pedacito cuenta.

"No Tengo Tiempo"

Hagamos cuentas.

Hay 168 horas en una semana. La dosis mínima de ejercicio requiere unas 4 de ellas.

Necesitas 2.5 horas de caminata en Zona 2. Necesitas de 1 a 1.5 horas de entrenamiento de resistencia. Total: unas 3.5 a 4 horas.

Eso deja 164 horas para todo lo demás.

El mexicano o latinoamericano promedio ve más de 20 horas de televisión a la semana. El ejercicio ocupa menos del 20% de eso.

Esto no es un problema de tiempo. Es un problema de prioridades. Y la razón para cambiar esas prioridades no es porque tu médico te lo dijo. Es porque cada capítulo de este libro está conectado con el movimiento. La calidad del sueño mejora. Las hormonas del estrés bajan. El azúcar en sangre se controla. La neblina mental se despeja. Las plantas de energía se multiplican.

El ejercicio no es un capítulo en esta historia. Es el motor con el que corre toda la historia.

Ninguna Pastilla Hace Esto

Aquí hay algo importante que entender antes de seguir.

Puedes tomar suplementos de NAD+. Puedes tomar CoQ10. Puedes tomar magnesio. Puedes ponerte inyecciones de péptidos. Puedes ir a una clínica de bienestar a que te pongan sueros intravenosos. Todas estas cosas pueden ayudar. (Y algunas de ellas son parte del plan en los Capítulos 9 y 10.)

Pero ninguna — ni una sola — activa la biogénesis mitocondrial de la manera en que lo hace el ejercicio de Zona 2. Ninguna activa la mitofagia como lo hace la Zona 2. Las dos señales que construyen nuevas plantas de energía y destruyen las viejas al mismo tiempo requieren movimiento físico para desbloquearse.

Puedes suplementar alrededor de los bordes de lo que hace el ejercicio. No puedes reemplazarlo.

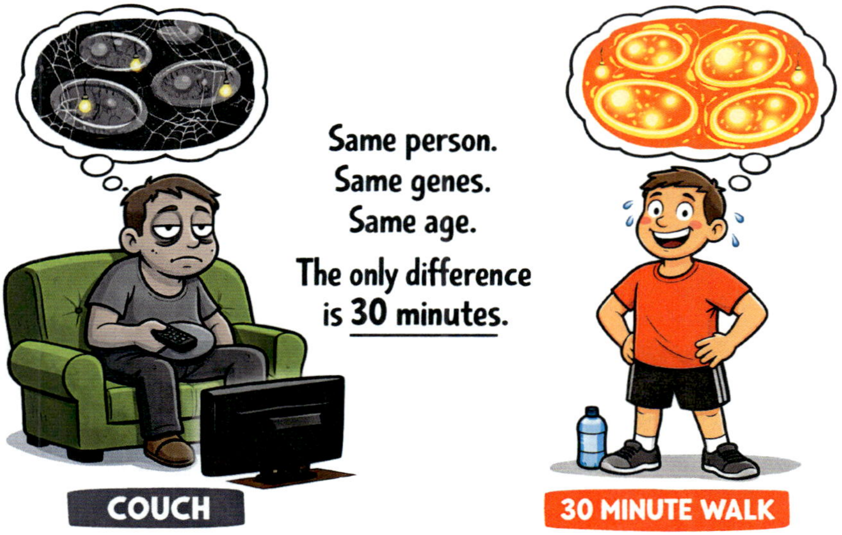

¿La buena noticia? No necesitas convertirte en maratonista. No necesitas hacer CrossFit. No necesitas sufrir. Zona 2 significa cómodo. Sostenible. Algo que puedes hacer todos los días sin destruirte.

Empieza con 10 minutos. Sube a 30. Luego a 45. Las plantas de energía van a seguirte el paso.

La Versión Simple:

• El ejercicio es lo único que construye nuevas plantas de energía (mitocondrias) y elimina las dañadas al mismo tiempo. Ninguna pastilla hace las dos cosas.

• El ejercicio de Zona 2 — caminar lo suficientemente rápido para poder hablar pero sin querer hacerlo — activa tanto el crecimiento nuevo como la limpieza de lo viejo. Haz mínimo 150 minutos por semana.

• El entrenamiento de resistencia (pesas, ejercicios con tu propio peso) construye músculo, eleva la testosterona y la hormona de crecimiento, y acelera tu metabolismo. Hazlo dos veces por semana.

• Esto no se trata de verte bien. Se trata de si tus 37 billones de células tienen plantas de energía que funcionan. Todo lo demás en este libro funciona mejor cuando te mueves.

Capítulo 7

Comida — Combustible, No Entretenimiento

Hay más de 43,000 tiendas en Estados Unidos cuyo modelo de negocio completo es venderte azúcar — y las cadenas "saludables" siguen cerrando.

Eso no es coincidencia. Eso es un plan de negocios. Y tu cuerpo está pagando la cuenta.

Hablemos de comida — lo que tus células realmente necesitan, por qué la mayoría de la gente no lo está obteniendo, y lo que la Nación del Azúcar le ha hecho a tu cerebro, a tus hormonas y a tus niveles de energía sin que te hayas dado cuenta.

Tus Células Son una Obra en Construcción

Imagina que estás construyendo una casa. Necesitas madera, concreto, cableado, aislamiento, clavos, tubería. Materiales de construcción reales.

Ahora imagina que llega un camión y descarga cincuenta mil cacahuates de plástico para empacar en la obra. Coloridos. Abundantes. Pero completamente inútiles para construir cualquier cosa.

"Hay bastante material aquí," dice el chofer.

Eso es la comida ultraprocesada. Calorías. Muchas. Pero casi ninguno de los materiales de construcción reales que tus células necesitan para repararse, hacer nuevas plantas de energía o mantener tu cerebro funcionando.

Tus células necesitan proteína. Minerales. Vitaminas. Grasas saludables. Cosas reales. Materiales reales. Sin ellos, puedes comer todo el día y seguir funcionando con los vapores del tanque.

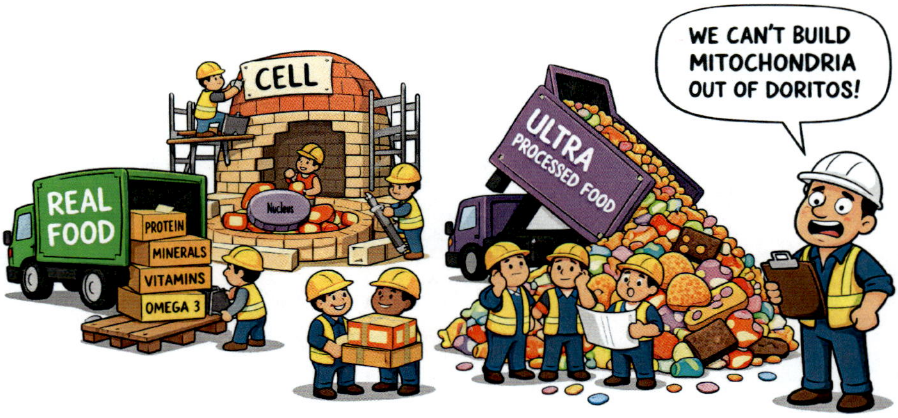

El Problema de lo Ultraprocesado

Aquí hay un número que debería dejarte frío: el 60% de la dieta promedio estadounidense es comida ultraprocesada.

Eso significa papas fritas, galletas, comida rápida, comidas congeladas, cereales azucarados, botanas empacadas, y cualquier cosa cuya lista de ingredientes se lee como un examen de química.

Estos alimentos fueron diseñados para saber delicioso y hacerte querer más. Tienen muchas calorías. Pero les han quitado los micronutrientes — magnesio, zinc, vitaminas B, minerales — que tus plantas de energía realmente necesitan para funcionar.

Estás llenando el tanque de gasolina. Pero no estás manteniendo el motor. Sin aceite. Sin bujías. Sin refrigerante.

Y luego te preguntas por qué estás cansado.

La Nación del Azúcar

Ahora hablemos del elefante en el cuarto. O más bien, de los 43,000 elefantes.

Maneja por cualquier avenida principal en cualquier ciudad y cuenta los negocios cuyo único propósito es venderte azúcar. No restaurantes que de paso sirven postre. Tiendas donde el azúcar es todo el punto.

Swig. Crumbl. Dutch Bros. 7 Brew. Dunkin'. Starbucks. Insomnia Cookies. Nothing Bundt Cakes. Krispy Kreme. Cold Stone. Smoothie King. Jamba. Cinnabon.

Los números son reales. Si sumas solo las cadenas principales — tiendas de sodas sucias, cadenas de galletas, tiendas de donas, cadenas de café cargado de azúcar, heladerías, tiendas de bubble tea, cadenas de pretzels y tiendas de batidos "saludables" que no tienen nada de saludables — llegas a más de 43,000 locales en Estados Unidos que existen principalmente para vender azúcar.

En un solo año — 2025 — 7 Brew abrió 280 nuevos locales, Crumbl añadió 81 tiendas, Dutch Bros sumó 170 ubicaciones, y Swig creció un 54%. Eso es casi 700 nuevos puntos de venta de azúcar de solo siete cadenas en un año.

Mientras todo esto pasaba, Sweetgreen — la cadena de ensaladas — perdió 134 millones de dólares y empezó a cerrar ubicaciones. Veggie Grill cerró el 40% de sus locales.

El mercado ha hablado. Y el mercado está enfermando a la gente.

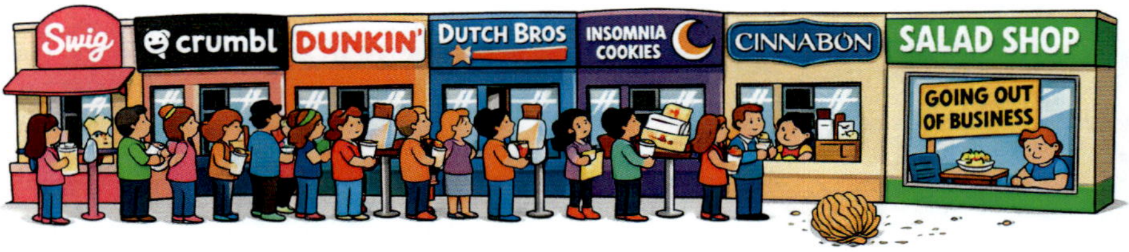

43,000 stores in America exist to sell sugar. This is not an accident. This is a business model.

¿De Cuánto Azúcar Estamos Hablando?

La Asociación Americana del Corazón recomienda no más de 25 gramos de azúcar añadida al día para mujeres, y 37.5 gramos al día para hombres.

Esto es lo que tienen algunos de tus lugares favoritos:

- Una galleta de Crumbl: **60 a 80 gramos de azúcar**
- Una soda sucia de Swig: **80 a 100 gramos de azúcar**
- Un Frappuccino Venti de Starbucks: **67 a 102 gramos de azúcar** (algunos sabores de temporada)

Una sola galleta de Crumbl es entre tres y cuatro días del azúcar recomendado. En una sola galleta.

El estadounidense promedio consume alrededor del 300% de la cantidad diaria recomendada de azúcar añadida. Todos los días.

Y nos preguntamos por qué estamos cansados. Por qué estamos con neblina. Por qué estamos subiendo de peso. Por qué no podemos concentrarnos. Por qué nuestra testosterona está por el suelo.

Hay un estudio llamado el estudio Caronia. Encontró que una sola carga de 75 gramos de glucosa — más o menos el azúcar de una soda sucia grande — baja la testosterona en los hombres un 25%. No un poquito. Veinticinco por ciento. Y se queda baja por dos horas.

Si tomas una bebida azucarada todos los días, te están robando testosterona todos los días. Nadie conecta los puntos. Pero ahora tú ya puedes.

El Azúcar y Tu Cerebro

No son solo tus hormonas.

Un análisis de 2024 revisó 40 estudios diferentes que cubrían a 1.2 millones de personas. ¿Qué encontró? Las personas con alto consumo de azúcar tenían un 21% más de riesgo de depresión.

El azúcar causa inflamación en tu cerebro. Altera las señales que usan tus neuronas para comunicarse. Provoca subidas y bajadas de azúcar en sangre que te dejan ansioso, irritable y con neblina. Y luego — porque los problemas nunca vienen solos — el bajón te hace querer más azúcar.

Esto no es un problema de fuerza de voluntad. Es un problema de bioquímica. Y lo están alimentando 43,000 tiendas diseñadas específicamente para hacerte volver mañana.

La Bomba de Verdad del Dr. Steve: La Lechuga Es un Carbohidrato

Hay algo que los pacientes escuchan en la clínica y los deja sin palabras.

"Doc, casi no como carbohidratos. Como una ensalada grande todos los días."

"¿Qué lleva la ensalada?"

"Lechuga, jitomate, pepino, un poco de aderezo."

"Oye. ¿La lechuga es una grasa?"

"No."

"¿Es una proteína?"

"No."

"Entonces, ¿qué es?"

Silencio. Y luego: "...¿un carbohidrato?"

Sí. La lechuga es un carbohidrato. Uno muy bueno, muy bajo en azúcar, muy alto en fibra — pero un carbohidrato. Y también lo es cada vegetal. Esto no es razón para temerle a los vegetales. Los vegetales son de los mejores alimentos que puedes comer. Pero entender que los carbohidratos no son solo donas y pan te ayuda a ver la comida con más claridad.

No todos los carbohidratos son iguales. Una zanahoria y una galleta de Crumbl son técnicamente los dos carbohidratos. Solo uno de ellos destruye tus hormonas y te deja sin energía.

Las Reglas Simples

No necesitas un título en nutrición. Necesitas dos reglas.

Regla 1: Si tuvo cara, creció en la tierra, o se cayó de un árbol — cómetelo.

Pollo, res, pescado, huevos. Papas, zanahorias, brócoli, espinacas. Manzanas, naranjas, fresas, plátanos. Esa es comida real. Tus células saben qué hacer con ella. Lo han estado haciendo por millones de años.

Regla 2: Si salió de una fábrica con ingredientes que no puedes pronunciar — come menos de eso.

No cero. No nunca. Solo menos. Mucho menos.

Proteína: El Bloque de Construcción Que Probablemente Estás Ignorando

Tus células se reconstruyen constantemente. Cada estructura, cada enzima, cada planta de energía — todo hecho de proteína.

El objetivo respaldado por la investigación es de 1.6 a 2.0 gramos de proteína por kilogramo de peso corporal, al día. Para una persona de 80 kg, eso es aproximadamente 128 a 160 gramos de proteína al día.

¿La forma más fácil de lograrlo? Pon una porción del tamaño de tu palma de proteína en cada comida. Pechuga de pollo. Salmón. Huevos. Carne molida. Yogur griego. Una palma de proteína. En cada comida. Sin negociación.

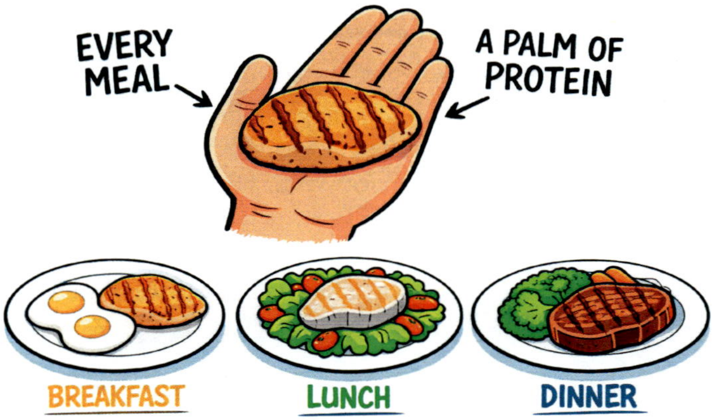

Every meal. A palm of protein.
Your cells need the building blocks. Give them the blocks.

El Punto Final

Tus células son un equipo de construcción. Se presentan todos los días listos para construir, reparar y mantener. Pero necesitan materiales reales.

Proteína. Minerales. Vitaminas. Comida de verdad.

Lo que la mayoría de la gente les da es empaque colorido, sabores artificiales y un pico de azúcar que derrumba sus hormonas, inflama su cerebro y vacía su tanque de energía para las 2 de la tarde.

No tienes que ser perfecto. Pero sí tienes que ser honesto sobre lo que realmente le estás dando a tus 37 billones de plantas de energía.

La Versión Simple:

• El 60% de la dieta promedio en Estados Unidos es comida ultraprocesada. Tiene calorías, pero casi ninguno de los materiales que tus células necesitan para construir.

• Hay más de 43,000 tiendas en Estados Unidos cuyo único trabajo es vender azúcar. El promedio de la gente consume el 300% de la cantidad recomendada al día. Una galleta de Crumbl son tres días de azúcar.

• El azúcar baja la testosterona un 25% por cada carga de glucosa. Aumenta el riesgo de depresión un 21%. No está en tu cabeza — está en tu bioquímica.

• Reglas simples: pon una palma de proteína en cada comida, come comida real (cara, tierra o árbol), y come mucho menos de todo lo que salió de una fábrica.

Capítulo 8

Estrés, Estado de Ánimo y el Colapso Hormonal

Tu cuerpo fue diseñado para correr de un oso por unos dos minutos. No fue diseñado para correr del oso todo el día, todos los días, durante treinta años.

Pero eso es la vida moderna. Y tus células están pagando el precio.

El Oso Está en Todas Partes

Tu respuesta al estrés es una maravilla de ingeniería. Aparece una amenaza — un depredador, un carro que se cruza hacia ti, una noticia muy mala — y tu cerebro manda una señal en una décima de segundo. Tu corazón se acelera. La sangre fluye hacia tus músculos. Tu hígado libera azúcar al torrente sanguíneo para tener combustible rápido. Tu atención se enfoca en la amenaza.

Esto se llama la respuesta de lucha o huida. Funciona de maravilla. Por dos minutos.

Luego el oso se va. Tu cuerpo se calma. Las hormonas se resetean. Vuelves a la normalidad.

El problema es que la vida moderna no tiene un oso. Tiene una avalancha de señales del tamaño de un oso que nunca para.

Emails a medianoche. Deudas. El tráfico. Un jefe difícil. Conflictos en casa. Un ciclo de noticias diseñado para hacerte sentir que el mundo se está acabando. Tu cerebro no puede distinguir entre "oso de verdad" y "correo del trabajo sobre el reporte del trimestre." Para tu sistema nervioso, el estrés es estrés.

Así que la alarma sigue encendida. Y encendida. Y encendida.

Lo Que el Estrés Crónico Le Hace a Tus Células

Cuando se activa la respuesta de lucha o huida, tus glándulas suprarrenales — los pequeños órganos que están encima de tus riñones — bombean una hormona llamada cortisol. El cortisol es tu hormona del estrés. No es mala. La necesitas. Por la mañana, el cortisol sube naturalmente para despertarte y ponerte en movimiento.

El problema es lo que pasa cuando se queda alto todo el día, todos los días.

El cortisol crónicamente alto le dice a tus mitocondrias — tus plantas de energía — que cambien del modo "reparar y reconstruir" al modo "sobrevivir y conservar."

En modo supervivencia, tus células dejan de invertir en el futuro. Dejan de reparar el ADN. Dejan de construir nuevas plantas de energía. Dejan de hacer el trabajo lento y costoso del mantenimiento. Solo intentan llegar al final del día.

Eso es inteligente cuando de verdad estás huyendo de un oso. Es desastroso cuando estás sentado en un escritorio sintiéndote vagamente ansioso sin ninguna razón en particular.

A lo largo de semanas y meses, este cambio destruye tu energía, tu estado de ánimo, tu sistema inmune y tus hormonas.

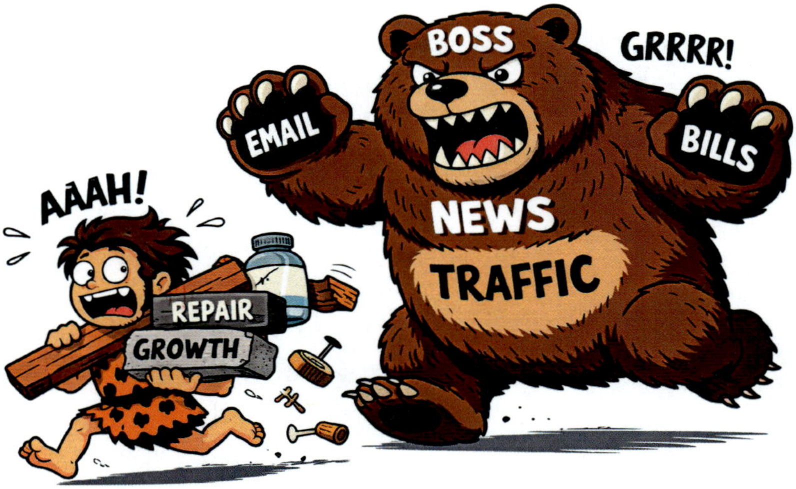

Your body was built for short bursts of stress not a permanent bear chase.

Lo Que el Azúcar Le Hace a Tu Testosterona

Aquí hay una conexión que la mayoría de la gente nunca ha hecho — y que cambia todo en cuanto la ves.

Cuando comes o tomas azúcar, tu glucosa en sangre sube de golpe. La insulina entra a manejarla. Y como parte de esa cascada hormonal, la testosterona cae.

Un estudio — el estudio Caronia — encontró que una sola carga de 75 gramos de glucosa bajó los niveles de testosterona en los hombres un 25%. No eventualmente. En ese momento. En menos de dos horas. La testosterona de los hombres bajó una cuarta parte por una sola bebida azucarada.

Ahora piensa en esto: la soda sucia promedio de Swig contiene 80 a 100 gramos de azúcar. Un Frappuccino de Starbucks puede llegar a 67 a 102 gramos. Una galleta de Crumbl tiene de 60 a 80 gramos.

Si tomas una bebida azucarada en la mañana y un postre o refresco en la tarde — lo cual es una rutina completamente normal en muchos hogares — estás suprimiendo tu testosterona dos veces al día, todos los días.

Con el tiempo, esto deja de ser una caída temporal. Se convierte en tu línea base. Te preguntas por qué estás cansado, sin motivación, con neblina y subiendo de peso. Nadie te dice que el Frappuccino te está robando tu moneda de energía.

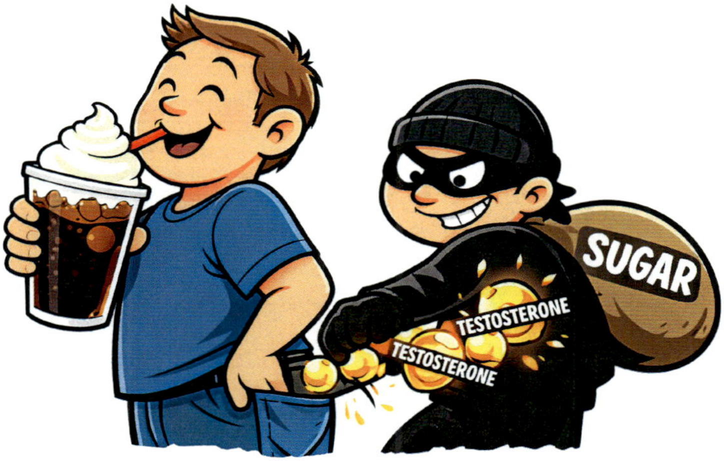

One sugary drink drops testosterone 25 percent for two hours.
Do it every day and you're being robbed blind.

Lo Que el Azúcar Le Hace a Tu Estado de Ánimo

Y no se detiene en la testosterona.

Los investigadores revisaron 40 estudios que cubrían a 1.2 millones de personas y encontraron que el alto consumo de azúcar estaba asociado con un 21% más de riesgo de depresión.

Eso no es un efecto pequeño. Es un 21% más de probabilidad de depresión, solo por la dieta.

Así funciona: el azúcar sube tu glucosa en sangre. Luego cae en picada. La caída activa tus hormonas de estrés. Las hormonas de estrés activan los antojos — de más azúcar, más comida rápida, de lo que sea que dé alivio rápido. La inflamación sube. La química de tu cerebro cambia. Tu estado de ánimo sigue el mismo camino.

Este es el ciclo vicioso:

Estrés → antojo de azúcar → azúcar → bajón de glucosa → inflamación → peor estado de ánimo → más estrés → más antojo de azúcar.

Una y otra vez. La rueda del hámster sigue girando.

Y si además estás privado de sueño (ver Capítulo 5), tampoco haces ejercicio (ver Capítulo 6), y encima comes un 60% de comida ultraprocesada — el ciclo gira más rápido todavía.

El Problema del Voltaje Hormonal

Tu cuerpo funciona con hormonas de la misma manera que un edificio funciona con electricidad. Testosterona, estrógeno, hormona tiroidea, cortisol, insulina — estas son las señales de voltaje que mantienen todos los sistemas en marcha.

Cuando el voltaje está bien, todo funciona. Tu cerebro está agudo. Tu energía es estable. Tu peso se mantiene. Tu estado de ánimo es sólido.

Cuando el voltaje baja o fluctúa de manera salvaje, todo se apaga. La neblina mental llega. La energía se desploma. El peso sube por razones que no tienen sentido obvio. El estado de ánimo se vuelve impredecible.

Eso es lo que pasa con el estrés crónico más el alto consumo de azúcar más el mal sueño. No es solo una hormona que falla. Es todo el sistema de voltaje parpadeando.

La solución no es una pastilla mágica. Es arreglar los insumos — y uno de los insumos más baratos y poderosos es completamente gratis.

El Arreglo Gratuito: La Luz de la Mañana

De diez a treinta minutos de luz natural al aire libre antes de las 10 de la mañana resetea tu ritmo de cortisol.

Eso es todo. Sal afuera en la mañana. Sin lentes de sol. Sin cristal de por medio. Solo la luz del día sobre tus ojos y tu piel.

Tus ojos tienen receptores especiales que detectan la longitud de onda específica de la luz matutina y mandan una señal al reloj maestro de tu cerebro — el núcleo supraquiasmático (o simplemente llámale "el reloj del cuerpo"). Esta señal le dice al cortisol que suba en la mañana (cuando lo quieres) y que baje en la noche (cuando quieres dormir).

Sin luz matutina, tu ritmo de cortisol se vuelve borroso. Te despiertas aturdido. Tienes un bajón en la tarde. No puedes dormirte en la noche. Y todo el sistema de estrés corre más caliente de lo que debería.

Diez minutos. Afuera. Antes de las 10 de la mañana. Es gratis, y funciona mejor que la mayoría de los medicamentos para dormir.

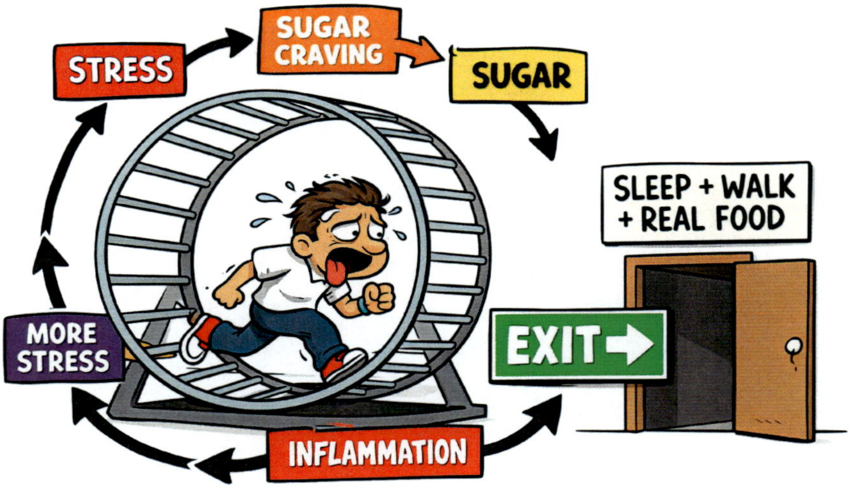

Esto No Está en Tu Cabeza

Una cosa más antes de seguir.

Si te sientes ansioso, deprimido, con neblina y agotado — y tu médico ya hizo análisis y dijo que estás "bien" — es muy fácil empezar a creer que el problema eres tú. Tu actitud. Tu fuerza de voluntad. Tu fortaleza mental.

No es así.

Es bioquímica.

El cortisol crónicamente alto daña físicamente las mitocondrias. La testosterona baja afecta físicamente el sistema de dopamina en tu cerebro. La inflamación crónica interrumpe físicamente las neuronas que regulan el estado de ánimo. Estos no son defectos de carácter. Son condiciones celulares con causas celulares.

No estás roto. Estás bajo de energía. Y la energía puede restaurarse.

La Versión Simple:

• El estrés crónico mantiene el cortisol elevado. El cortisol alto pone a tus mitocondrias en modo "sobrevivir" en lugar de modo "reparar." Las plantas de energía dejan de mantenerse.

• Una sola bebida azucarada baja la testosterona un 25% por dos horas. El azúcar también aumenta el riesgo de depresión en un 21% (de un estudio con 1.2 millones de personas). Están conectados.

• El ciclo de estrés-azúcar-inflamación-mal estado de ánimo es un bucle. Tienes que cambiar los insumos para salir del bucle.

• La luz matutina (10-30 minutos afuera antes de las 10am) resetea tu ritmo de cortisol. Es gratis y funciona. Empieza por ahí.

Capítulo 9

El Sistema UCOS — Arreglar las Cosas en el Orden Correcto

La mayoría de la gente que se siente mal quiere ir directo a lo avanzado. Los péptidos exóticos. Los sueros intravenosos. Los suplementos especiales que nadie ha escuchado nombrar.

Eso es como ponerle un alerón de carreras a un carro con cuatro llantas ponchadas, sin aceite y con el motor partido — y luego preguntarte por qué no va más rápido.

Hay que arreglar las cosas en el orden correcto. De eso trata el sistema UCOS.

¿Qué Es UCOS?

UCOS son las siglas de Ultimate Cellular Optimization System — el Sistema Definitivo de Optimización Celular. Es el marco que conecta todo lo que has leído en este libro.

No es magia. No es complicado. Es una lista de verificación. Una lista muy específica, con un orden muy preciso — porque el orden importa.

Imagina una escalera. Cuatro escalones. No puedes saltarte ninguno. No puedes saltar del suelo al Escalón 4. Tienes que subir.

La mayoría de la gente intenta saltar del suelo directamente al cuarto escalón, y no entiende por qué sigue cayendo.

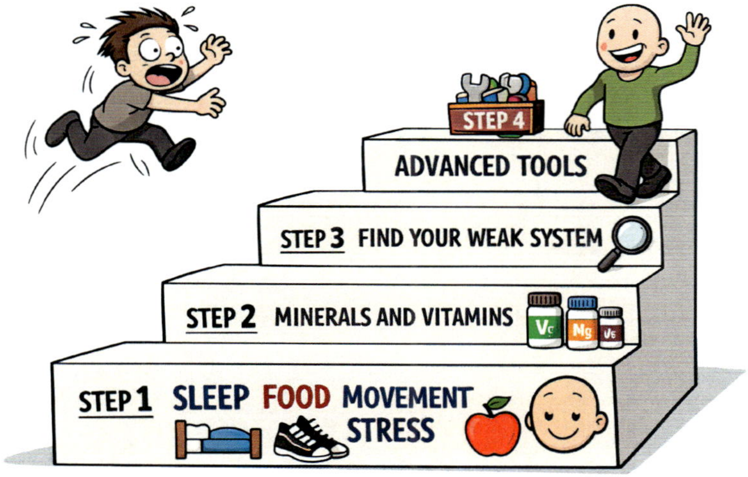

Paso 1: Arregla el Terreno

Antes de cualquier cosa, arreglas el terreno. Esto significa tus hábitos diarios. Tus insumos. El ambiente donde viven tus células.

Sueño. Comida. Movimiento. Estrés. Exposición a toxinas.

Aquí está la verdad honesta: alrededor de la mitad de las personas que hacen el Paso 1 y nada más — que simplemente arreglan su sueño, comen más comida real, caminan a diario y manejan su estrés — se sienten dramáticamente mejor. Sin suplementos. Sin herramientas avanzadas. Solo el terreno.

Porque el terreno es donde viven tus células. Si el terreno está roto, nada más va a funcionar bien. Puedes tomar los suplementos más caros del mundo, pero si estás durmiendo cinco horas por noche y comiendo comida rápida dos veces al día, estás poniendo gasolina premium en un carro que no tiene aceite en el motor.

Entonces: Paso 1.

Duerme de 7 a 9 horas. Deja de comer 3 horas antes de acostarte. Sal a tomar la luz matutina de 10 a 30 minutos. Camina 30 minutos al día. Come una palma de proteína en cada comida. Toma agua. Deja de comer azúcar procesada como si fuera un pasatiempo.

Haz eso durante cuatro semanas. Solo después de eso, pasa al Paso 2.

Paso 2: Llena los Huecos

Incluso las personas que comen bien y duermen bien a menudo tienen huecos. Nutrientes específicos que sus plantas de energía necesitan y no están obteniendo en cantidad suficiente.

Aquí es donde entra el apoyo dirigido. Y aquí es donde los cuatro productos de Best365 Labs encajan en el sistema. No como magia, no como atajos — como herramientas para llenar los huecos específicos en tu caja de herramientas celular.

Mito365 — El Combustible Matutino de las Plantas de Energía

Tus plantas de energía necesitan ingredientes específicos para funcionar bien. El NAD+ (nicotinamida adenina dinucleótido — di nada más "NAD") es uno de los más importantes. Es una molécula que tus células usan para convertir la comida en energía. Después de los 40, los niveles de NAD+ caen alrededor de un 50%. A los 60, ya han bajado dos tercios. Mito365 entrega 150mg de NAD+ por dosis.

El PQQ (pirroloquinolina quinona — di nada más "PQQ") ayuda a hacer crecer nuevas mitocondrias. El azul de metileno — sí, el que pone tu orina azul — es un poderoso antioxidante que protege tus plantas de energía del daño oxidativo. Y el GHK-Cu, un péptido de cobre, apoya la señalización de reparación celular — es el radio del capataz que coordina a todo el equipo de reparación.

Mito365 pone todo esto en una fórmula matutina. Es la mejora para las plantas de energía. Lo tomas en la mañana porque ese es el momento en que tu cuerpo necesita que la producción de energía se acelere.

Piénsalo así: has estado corriendo tu carro con los vapores del tanque. Mito365 es el cambio de aceite, el combustible nuevo y una señal de reparación coordinada — todo al mismo tiempo.

Renew365 — El Compañero Matutino de Mito365

El compañero matutino de Mito365 es Renew365. Si Mito365 es el equipo de casco duro y caja de herramientas que enciende tus plantas de energía, Renew365 es el equipo de bata blanca que mantiene tus células jóvenes y funcionando limpio a su lado.

Renew365 entrega 200mg de NAD+ — la dosis más alta de toda la línea — junto con CoQ10 (200mg), la bujía que tus plantas de energía necesitan para encenderse correctamente. Sin CoQ10, puedes tener todo el combustible del mundo y el motor igual no va a encender bien. Tu cuerpo produce CoQ10 de manera natural, pero la producción baja con la edad. Las estatinas aceleran esa caída. Renew365 lo repone.

Renew365 también contiene pterostilbeno (100mg) — un compuesto de los arándanos que apoya la longevidad celular — y fisetina (40mg), uno de los compuestos senolíticos más efectivos que conocemos. La fisetina ataca específicamente las células zombie y les dice que la fiesta se acabó. (Más sobre eso en el Capítulo 3.)

Tomas Renew365 en la mañana junto con Mito365. Juntos, cubren toda tu mejora celular matutina — producción de energía, bujías, señalización de reparación y eliminación de células zombie.

Restore365 — El Equipo de Reparación Nocturno

Aprendiste en el Capítulo 5 que el sueño es cuando tus células hacen su trabajo de reparación más intenso. Pero la reparación requiere las herramientas correctas.

El GABA (ácido gamma-aminobutírico — di nada más "GABA") es la señal calmante principal de tu cerebro. Cuando el GABA funciona, tu cerebro se silencia en la noche. Cuando está bajo, tu mente corre incluso cuando estás agotado.

La melatonina en la dosis correcta — 600 microgramos, no la pastilla gigante de 10 miligramos de la farmacia — es un poderoso antioxidante que protege tus mitocondrias mientras duermes. No es un sedante. Es una señal que dice: "El turno nocturno empieza ahora."

El glicinato de magnesio ayuda a relajar los músculos, calmar el sistema nervioso y activar el ATP que tus células están intentando usar. (Recuerda: el ATP sin magnesio no funciona. El Mg-ATP es lo que tu cuerpo realmente usa para funcionar.)

Restore365 es el equipo de reparación nocturno. Lo tomas en la noche. Cierra la ciudad para que los trabajadores de reparación puedan salir.

Activate365 — El Equipo de Limpieza Celular

Ya sabes sobre la autofagia — el camión de basura que limpia las partes celulares dañadas. Y la mitofagia — el camión de basura específicamente para las plantas de energía dañadas.

Activate365 contiene espermidina, un compuesto que se encuentra en el germen de trigo y los quesos añejos y que activa poderosamente la autofagia. Le dice a tu cuerpo que inicie el proceso de limpieza. También contiene una pequeña dosis de NAD+ (20mg) para apoyar las propias reacciones de limpieza.

Activate365 es el camión de basura. Lo tomas en la mañana o al mediodía, idealmente durante tu ventana de ayuno, porque ese es el momento en que tu cuerpo está más listo para la limpieza.

Tu Total Diario de NAD+

Algo que vale la pena saber: tomados en conjunto, la línea matutina entrega una dosis significativa de NAD+ distribuida a lo largo del día.

Producto	Dosis de NAD+	Momento
Mito365	150mg	Mañana
Renew365	200mg	Mañana
Activate365	20mg	Mañana/Mediodía
Total	**370mg**	Apoyo todo el día

370mg de NAD+ al día, distribuidos entre la mañana y el mediodía, mantienen tus sistemas de energía celular abastecidos durante todo el día — no solo un pico y desplome.

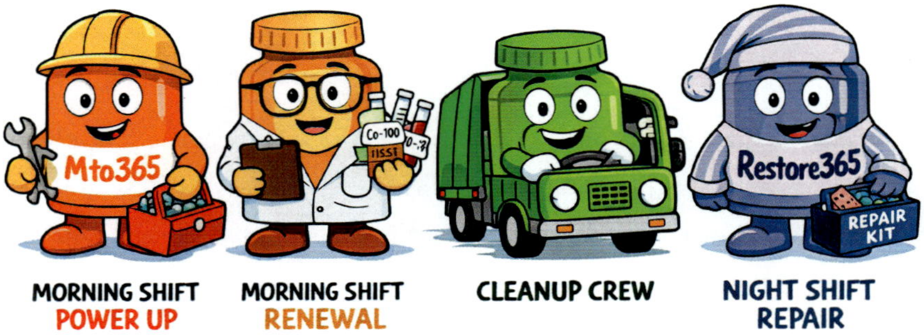

Power up. Renew. Clean up. Repair. Every day. That's the system.

Paso 3: Encuentra Tu Sistema Más Débil

Una vez que el terreno está arreglado y los huecos de nutrientes están llenos, la mayoría de las personas se sienten significativamente mejor. Pero algunas personas tienen un sistema que está específicamente débil — y encontrarlo te permite enfocar tu esfuerzo.

El modelo UCOS identifica cinco sistemas:

El Sistema de Energía — ¿Tus plantas de energía producen suficiente ATP? Señales de debilidad: fatiga que no mejora con el sueño, bajones por la tarde, poca motivación, dificultad para recuperarte del ejercicio.

El Sistema Estructural — ¿Tu cuerpo se mantiene junto? Señales de debilidad: dolor en las articulaciones, curación lenta de cortadas o lesiones, moretones fáciles, dolor de espalda, mala postura.

El Sistema Cerebral y de Estado de Ánimo — ¿Tus señales llegan con claridad? Señales de debilidad: neblina mental, mala memoria, inestabilidad emocional, dificultad para concentrarte, depresión o ansiedad.

El Sistema Inmune — ¿Tu sistema de seguridad funciona? Señales de debilidad: te enfermas seguido, recuperación lenta de enfermedades, alergias que empeoran, curación lenta.

El Sistema Hormonal — ¿Tus hormonas están estables? Señales de debilidad: poco deseo sexual, aumento de peso sin explicación, bochornos, cambios de humor, testosterona baja, problemas de tiroides.

Identificar tu sistema más débil te dice en qué enfocarte en el Paso 4.

Paso 4: Herramientas Avanzadas — Pero Solo Después de que los Pasos 1-3 Estén Sólidos

Terapia con péptidos. Optimización hormonal. Infusiones de nutrientes IV. Pruebas genéticas personalizadas. Imágenes avanzadas.

Estas herramientas son reales. Funcionan. Y son dramáticamente más efectivas cuando tu base está sólida.

El problema es que la mayoría de la gente quiere empezar aquí. Quieren la herramienta sofisticada. La inyección. El suero.

Una inyección de péptidos en un cuerpo que duerme 5 horas por noche, come azúcar dos veces al día y nunca hace ejercicio es como ponerle un alerón de carreras a un carro roto. Puede que se vea impresionante. No va a ir más rápido.

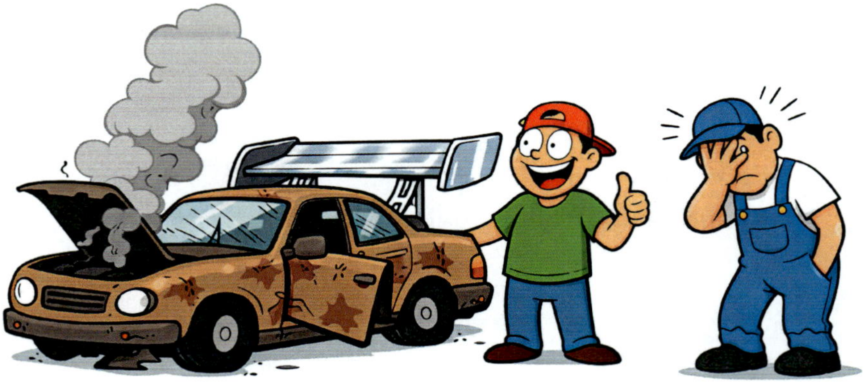

This is what it looks like when you take peptides but don't sleep, eat garbage, and never exercise.

Arregla el terreno. Llena los huecos. Encuentra tu sistema débil. Solo entonces — y solo entonces — añade las herramientas avanzadas. En ese orden.

El Bucle, No la Línea

Aquí está lo más importante sobre UCOS: no es una solución de una sola vez. Es un bucle.

Analiza → Arregla → Vuelve a Analizar → Refina.

Te haces los análisis de sangre. Identificas lo que está bajo o fuera de lugar. Tomas pasos para arreglarlo. Vuelves a hacerte los análisis en 90 días para ver si funcionó. Ajustas.

Así es como se ve la optimización real. No una intervención dramática. Un bucle continuo, basado en evidencia, que mantiene tus células calibradas a medida que cambia tu vida, envejeces y las estaciones cambian.

Tu cuerpo no es un aparato roto que arreglas una vez y olvidas. Es un sistema que necesita monitoreo, mantenimiento y ajuste ocasional. La buena noticia es que el monitoreo es un simple análisis de sangre, el mantenimiento es principalmente estilo de vida, y el ajuste se vuelve más fácil entre más tiempo lo haces.

La Versión Simple:

• UCOS es un sistema de cuatro pasos: Arregla el terreno (sueño, comida, movimiento, estrés) → Llena los huecos (Mito365, Renew365, Restore365, Activate365) → Encuentra tu sistema débil → Añade herramientas avanzadas.

• Hazlos en orden. El alerón no sirve de nada si el motor está roto.

• Mito365 y Renew365 impulsan tu mañana. Restore365 repara tu noche. Activate365 limpia los residuos. Los cuatro trabajan juntos como un sistema diario.

• Total diario de NAD+ de la línea matutina: 370mg — distribuido entre la mañana y el mediodía para apoyo celular todo el día.

• UCOS es un bucle: Analiza → Arregla → Vuelve a Analizar → Refina. Nunca termina. Ese es el punto.

Capítulo 10

El Reinicio de 90 Días — Tu Plan de Acción

No vas a creer cuánto de lo que le echabas la culpa al envejecimiento era en realidad una falta de energía.

Esa es la promesa. Y está respaldada por la biología de cada capítulo que acabas de leer.

Ahora hablemos de qué hacer de verdad. No en teoría. No "algún día." Empezando esta semana.

Noventa días. Tres fases. Cada una se apoya en la anterior.

Te vas a sentir diferente. No "un poco mejor." Diferente. Del tipo de diferente donde le cuentas a un amigo lo que has estado haciendo y te empieza a pedir la lista.

Una Mirada Rápida Atrás Antes de Ver Hacia Adelante

Empezaste este libro aprendiendo que tienes 37 billones de células, cada una con plantas de energía adentro. Esas plantas de energía hacen la energía que corre cada función de tu cuerpo — tu cerebro, tus músculos, tu sistema inmune, tu estado de ánimo, tu metabolismo.

Cuando las plantas de energía se ralentizan, todo se ralentiza. Te cansas. Tienes neblina. Subes de peso. Tus hormonas caen. Tu sueño empeora. Tu estado de ánimo se desploma. Y tu médico pide un análisis de sangre que dice que estás "normal" — porque la medicina estándar solo verifica si ya colapsaste, no si estás bajo de energía.

Todo este libro ha sido sobre una sola cosa: devolverle a tus plantas de energía lo que les ha estado faltando. En el orden correcto. En el momento correcto.

Aquí está ese orden, presentado en 90 días.

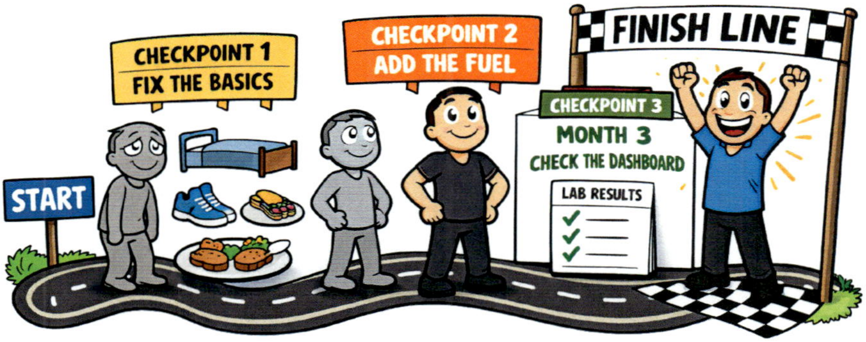

Mes 1 (Semanas 1-4): Arregla la Base

No puedes construir sobre una base mala. Este mes no se trata de suplementos. No se trata de herramientas avanzadas. Se trata de darle a tus células las condiciones que necesitan para empezar a hacer su trabajo.

La mayoría de las personas se siente significativamente mejor solo con el Mes 1. Sueño, luz solar, movimiento, proteína — no son básicos aburridos. Son las intervenciones celulares más poderosas que existen.

Sueño: De 7 a 9 Horas

Elige una hora para dormir y respétala. El equipo de reparación de tu cuerpo trabaja con un horario. Si sigues cambiando cuándo se supone que deben aparecer, nunca se organizan.

Mantén tu cuarto oscuro y fresco. La oscuridad activa la melatonina. La temperatura fresca apoya el sueño profundo. Los dos son innegociables para tu ventana de reparación.

Deja de comer 3 horas antes de acostarte. Cuando hay comida en tu estómago, tu cuerpo está en modo digestión. La digestión y la reparación profunda no corren al mismo tiempo. Date la ventana.

Luz Matutina: De 10 a 30 Minutos

Sal afuera dentro de la primera hora de despertar. Sin lentes de sol. Solo luz natural. Esto resetea tu ritmo de cortisol, afina tu reloj biológico y prepara la calidad de tu sueño para esa noche.

Es gratis. Toma 10 minutos. Hazlo todos los días.

Movimiento: 30 Minutos de Caminata en Zona 2

Camina lo suficientemente rápido como para poder hablar pero preferirías no hacerlo. Todos los días. 30 minutos.

No tienes que hacerlo todo de una vez. Dos caminatas de 15 minutos cuentan. Tres de 10 minutos cuentan. El objetivo es activar el interruptor de biogénesis mitocondrial y poner el camión de basura en marcha.

Proteína: Una Palma en Cada Comida

Desayuno, comida, cena — cada comida tiene una porción del tamaño de tu palma de proteína. Huevos, pollo, res, pescado, yogur griego, requesón, camarones. No importa cuál, mientras haya tenido cara o haya venido de algo que la tuvo.

Esto no es opcional. Tus células se reconstruyen con proteína. Sin ella, no hay materiales de construcción. La obra se para.

Deja de Comer 3 Horas Antes de Acostarte (y empieza tu ayuno nocturno)

Esta tiene doble función. Mejora la calidad de tu sueño. Y arranca la ventana de limpieza de tu cuerpo. Incluso un ayuno nocturno de 12 horas — por ejemplo, terminar de comer a las 8pm y no volver a comer hasta las 8am — activa tus sistemas de limpieza. El camión de basura finalmente tiene una ruta.

Agua

Toma la mitad de tu peso en kilogramos multiplicado por 35 mililitros al día. Una persona de 80 kg necesita alrededor de 2.8 litros al día. Tus mitocondrias necesitan agua para funcionar. Tus riñones necesitan agua para eliminar desechos. Tus articulaciones necesitan agua para moverse. Empieza aquí.

Mes 2 (Semanas 5-8): Añade el Apoyo

Has pasado un mes arreglando el terreno. Tu sueño está mejor. Te mueves todos los días. Estás comiendo más proteína. Tu cuerpo está listo para usar las herramientas que vas a añadir.

Empieza Mito365 y Renew365 — Mañana

Toma Mito365 y Renew365 en la mañana, con el desayuno o poco después. Piénsalos como un equipo. Mito365 enciende tus plantas de energía con NAD+ (150mg), PQQ, azul de metileno y GHK-Cu. Renew365 — el compañero matutino de Mito365 — añade otros 200mg de NAD+, CoQ10 (200mg) para que esas plantas de energía enciendan correctamente, pterostilbeno para la longevidad celular y fisetina (40mg) para empezar a eliminar células zombie.

Piensa en esto como finalmente cambiarle el aceite, instalar bujías nuevas y mandar al equipo de demolición — todo en el mismo turno matutino. Puede que sientas la diferencia en unas pocas semanas. Algunos lo sienten antes.

Empieza Restore365 — Noche

Toma Restore365 en la noche, de 30 a 60 minutos antes de dormir. El GABA calma el sistema nervioso. La melatonina a 600 microgramos señala la ventana de reparación — sin la pesadez que vienen con las megadosis de la farmacia. El glicinato de magnesio relaja tus músculos y activa tu ATP.

Tu calidad de sueño debería mejorar. Y mejor sueño significa una ventana de reparación más efectiva, lo que significa más energía al día siguiente. Se va acumulando.

Empieza Activate365 — Mañana o Mediodía

Toma Activate365 en la mañana o al mediodía, idealmente durante tu ventana de ayuno si es posible. La espermidina activa la autofagia. Tu equipo de limpieza finalmente puede hacer su trabajo.

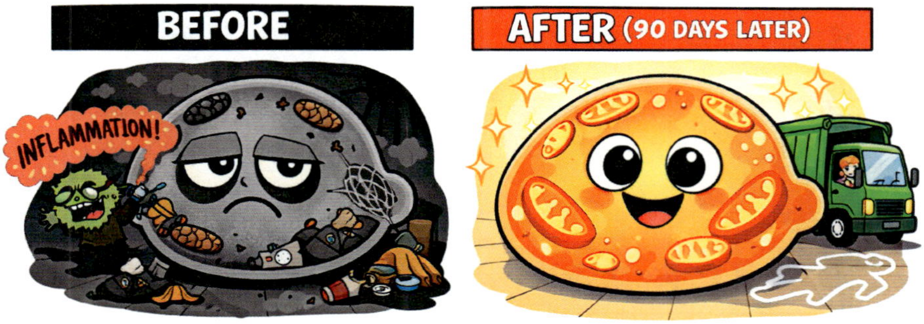

Same body. Same genes. Different inputs. 90 days.

Añade Entrenamiento de Resistencia: 2 Sesiones por Semana

Para este punto, la caminata diaria ya es un hábito. Añade dos sesiones de entrenamiento de resistencia por semana. Pueden ser en un gimnasio, en casa con mancuernas, o con tu propio peso — lagartijas, sentadillas, estocadas, remos.

Trabaja todo tu cuerpo en las dos sesiones. Mantenlo simple. El objetivo es activar el interruptor mTOR, decirle a tus músculos que crezcan y mantener tu voltaje hormonal.

Amplía Tu Ventana de Alimentación a 8 a 10 Horas

Si dejaste de comer 3 horas antes de dormir en el Mes 1, ya estás haciendo un ayuno parcial. Ahora apriétalo un poco más. Apunta a comer todas tus comidas en una ventana de 8 a 10 horas. Esto significa de 14 a 16 horas de ayuno nocturno.

Esa ventana de 14 a 16 horas es cuando tu interruptor AMPK está completamente encendido — modo limpieza, modo quema de grasa, modo reparación. Esto no es una dieta. Es simplemente dejar que tu cuerpo alterne entre construir y limpiar, de la manera en que siempre fue diseñado para hacerlo.

Mes 3 (Semanas 9-12): Analiza y Refina

Para este punto ya te sientes diferente. Vamos a probarlo con datos — y a usar esos datos para seguir mejorando.

Hazte los Análisis de Sangre

Pídele a tu médico estas pruebas específicas:

- **Magnesio en glóbulos rojos (RBC)** — no el magnesio sérico. El magnesio sérico se ve normal incluso cuando tus células están agotadas. Quieres el análisis de glóbulos rojos.

- **Homocisteína** — el marcador que muestra si tu sistema de metilación (el proceso de actualización de software de tu cuerpo) está funcionando.

- **Vitamina D (25-OH)** — la mayoría de las personas tiene niveles bajos, y la vitamina D es crítica para la función inmune, el estado de ánimo y la producción de hormonas.

- **Zinc** — apoya la función inmune, la producción de testosterona y la cicatrización de heridas.

- **B12** — verifica si tu energía y la función nerviosa están completamente apoyadas. La B12 es esencial para convertir la comida en energía celular y para mantener tu sistema nervioso agudo. Muchas personas tienen niveles bajos sin saberlo.

- **Panel hormonal completo** — testosterona (total y libre), estrógeno, tiroides (TSH, T3 libre, T4 libre), cortisol.

Estas pruebas te dicen cuál de tus cinco sistemas es el eslabón más débil. Energía. Estructura. Cerebro y estado de ánimo. Inmune. Hormonas. Una vez que lo sabes, sabes dónde enfocarte.

Compara Cómo Te Sientes Hoy con el Día 1

Antes de ver los análisis, escribe cómo te sentías el Día 1. Tu energía. La claridad de tu cerebro. La calidad de tu sueño. Tu estado de ánimo. Tu composición corporal. Tu dolor en articulaciones. Todo lo que estabas experimentando.

Luego escribe cómo te sientes ahora. La mayoría de las personas se sorprende con la diferencia.

Las cosas que le echaban la culpa al envejecimiento — muchas de ellas ya no están, o mejoraron de manera dramática. No porque hayan retrocedido el tiempo. Porque arreglaron una falta de energía que había estado acumulándose durante años.

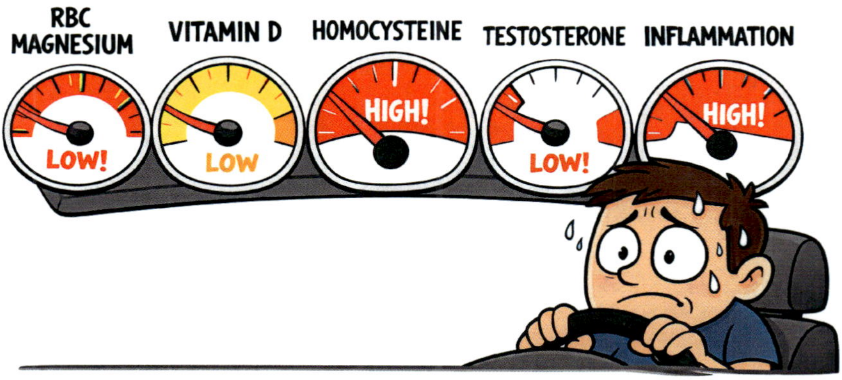

You check the dashboard on your car every time you drive.
When was the last time you checked the dashboard on your body?

Identifica Tu Sistema Más Débil

Basándote en tus análisis y en cómo te sientes, uno o dos de los cinco sistemas van a destacar como los que necesitan más atención.

¿Testosterona baja? Eso es el Sistema Hormonal. ¿Homocisteína alta? Eso es el Sistema Cerebral (falla de metilación). ¿Te enfermas seguido? Sistema Inmune. ¿Fatiga persistente a pesar de dormir y moverte bien? Sistema de Energía. ¿Dolor en articulaciones que no mejora? Sistema Estructural.

Aquí es donde puedes añadir herramientas más dirigidas — nutrientes específicos, apoyo hormonal o intervenciones avanzadas — con la guía de tu médico. Pero como primero construiste la base, esas herramientas van a funcionar mucho mejor ahora de lo que habrían funcionado al principio.

Ajusta y Continúa

El bucle no termina después de 90 días. Continúa. Te haces análisis cada 3 a 6 meses. Ajustas basándote en lo que encuentras. Refinas lo que está funcionando. Atiendes nuevos puntos débiles a medida que aparecen.

Esto no es una carga. Esto es mantenimiento. El mismo mantenimiento que ya le das a tu carro, a tu casa, a tu celular. Tu cuerpo merece al menos tanta atención como tu vehículo.

La Promesa

Aquí está la promesa con la que empezó este libro, y aquí es donde aterriza:

No estás "simplemente envejeciendo."

El cansancio no es inevitable. La neblina mental no es permanente. El peso no está encadenado. Los bajones de estado de ánimo no son tu personalidad. La energía baja no es tu techo.

Estas cosas pasaron porque tus 37 billones de plantas de energía estaban funcionando al mínimo — sin los minerales que necesitan, sin el sueño que requieren, sin el movimiento que las construye, sin la comida que las alimenta y sin la limpieza que las mantiene funcionando bien.

No estabas roto. Estabas bajo de energía.

Y la energía puede restaurarse.

En el Capítulo 1, describimos tu cuerpo como una ciudad. Una ciudad grande y ocupada donde la mitad de los generadores estaban fallando, las luces parpadeaban y nadie estaba revisando las plantas de energía.

Después de 90 días haciendo esto bien, las luces empiezan a encenderse de nuevo.

No todas a la vez. No de manera dramática. Sino de manera constante. Confiable. Día a día, la ciudad se ilumina más.

Tu cerebro funciona con más resolución. Tu energía aguanta toda la tarde. La grasa empieza a moverse. El sueño se convierte en algo que realmente esperas con ganas. Tu estado de ánimo se estabiliza. Vuelves a recordar palabras. Te despiertas antes de que suene el despertador — y no te importa.

Esto no es magia. Son las mitocondrias. Y han estado esperando — los 37 billones de ellas — a que les des lo que necesitan.

Ve a arreglar las plantas de energía.

La Versión Simple:

• Mes 1: Arregla la base. Duerme de 7 a 9 horas. Luz matutina todos los días. Camina 30 minutos al día. Proteína en cada comida. Deja de comer 3 horas antes de dormir. Toma agua.

• Mes 2: Añade las herramientas. Mito365 y Renew365 en la mañana. Restore365 en la noche. Activate365 en la mañana o al mediodía. Añade entrenamiento de resistencia dos veces a la semana. Aprieta tu ventana de alimentación a 8-10 horas.

• Mes 3: Analiza y refina. Hazte magnesio en glóbulos rojos, homocisteína, vitamina D, zinc, B12 y un panel hormonal completo. Compara cómo te sientes ahora con el Día 1. Encuentra tu sistema más débil. Ajusta.

• La promesa: Lo que le echaste la culpa al envejecimiento era principalmente una falta de energía. Arregla los insumos, restaura el poder y descubre de lo que tu cuerpo era realmente capaz todo este tiempo.

¿Quieres Más Ciencia?

Para la ciencia completa, los protocolos clínicos y la investigación detrás de todo lo que hay en este libro, lee *El Chip Viviente* por Steven Warren, MD, DPA y Darren Lopez, MBA. Disponible en Amazon.

Sobre los Productos

Los suplementos mencionados en este libro — Mito365, Renew365, Activate365 y Restore365 — están disponibles en HappyMD.co

Sobre los Autores

Steven Warren, MD, DPA es un médico con triple certificación que practica en el área de Salt Lake City con 45 años de experiencia clínica.

Darren Lopez, MBA es el CEO y Cofundador de Best 365 Labs con 24 años en nutracéuticos y bienestar.